子どもの気持ちを知る絵本③

発達凸凹なボクの世界
はったつでこぼこ
―感覚過敏を探検する―
かんかくかびん　たんけん

＊主人公タク（小学校低学年）が体験している世界や気持ちを知り、
　かかわりのヒントにしていただくための絵本です。
＊45ページより、感覚過敏についてのくわしい解説があります。参考にしてください。

ボクの名前はタク

毎日

起きてすぐお母さんにおこられる

「早くしなさい」

「長そできて！」

「お母さん行くからね!!」

「わすれものしないでよ!!!」

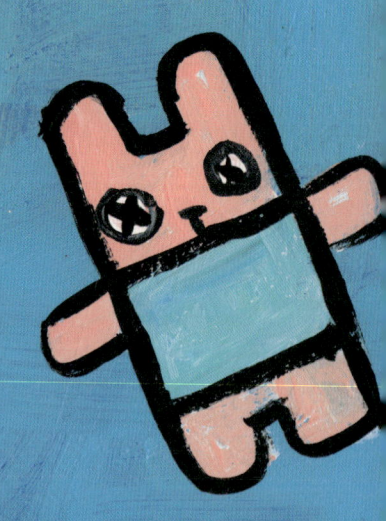

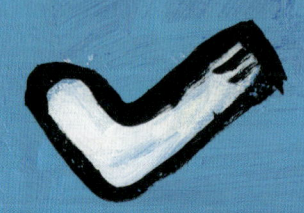

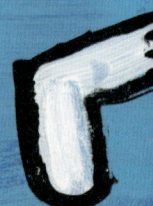

・・・・・・

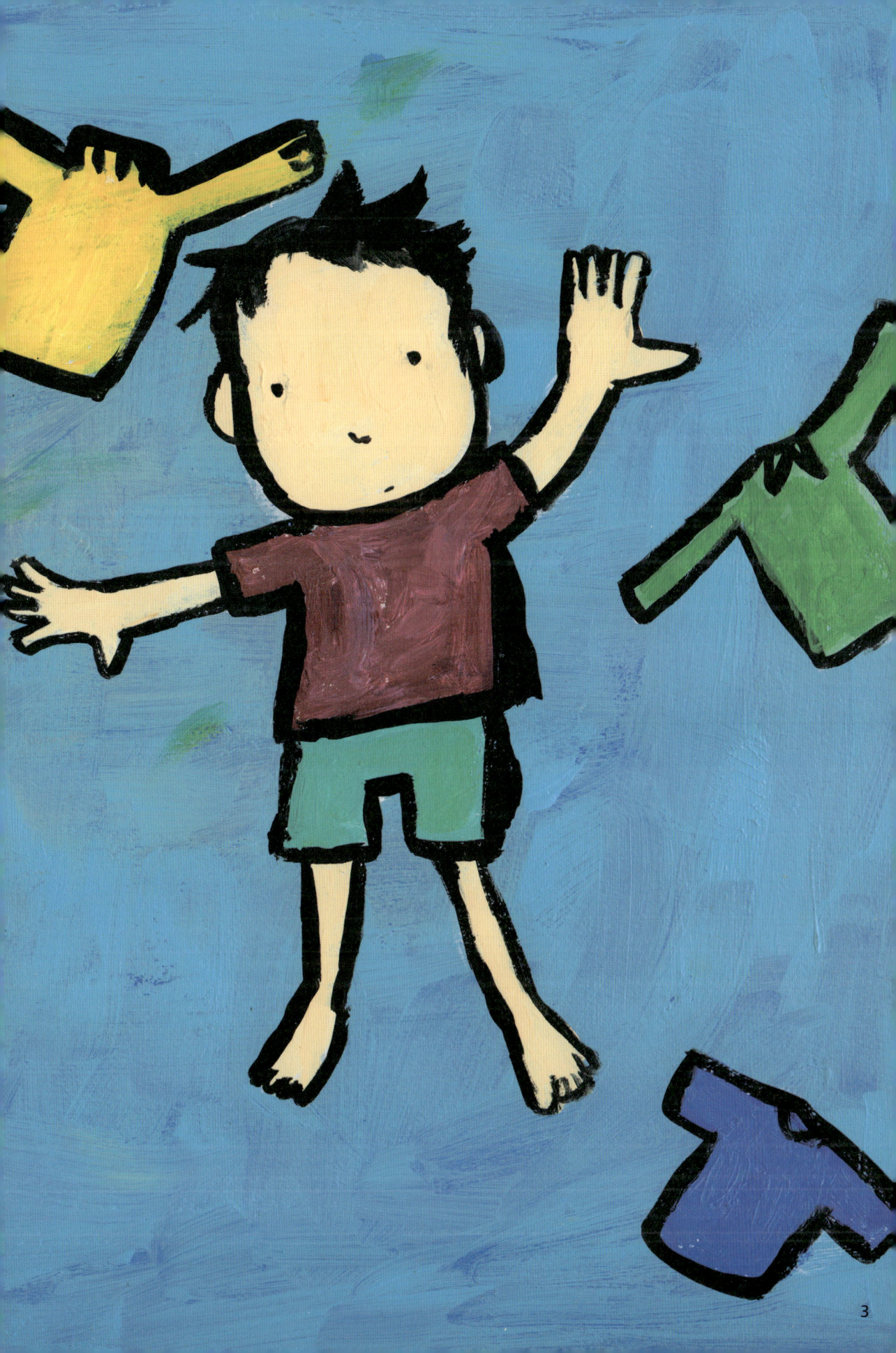

学校に行くけど

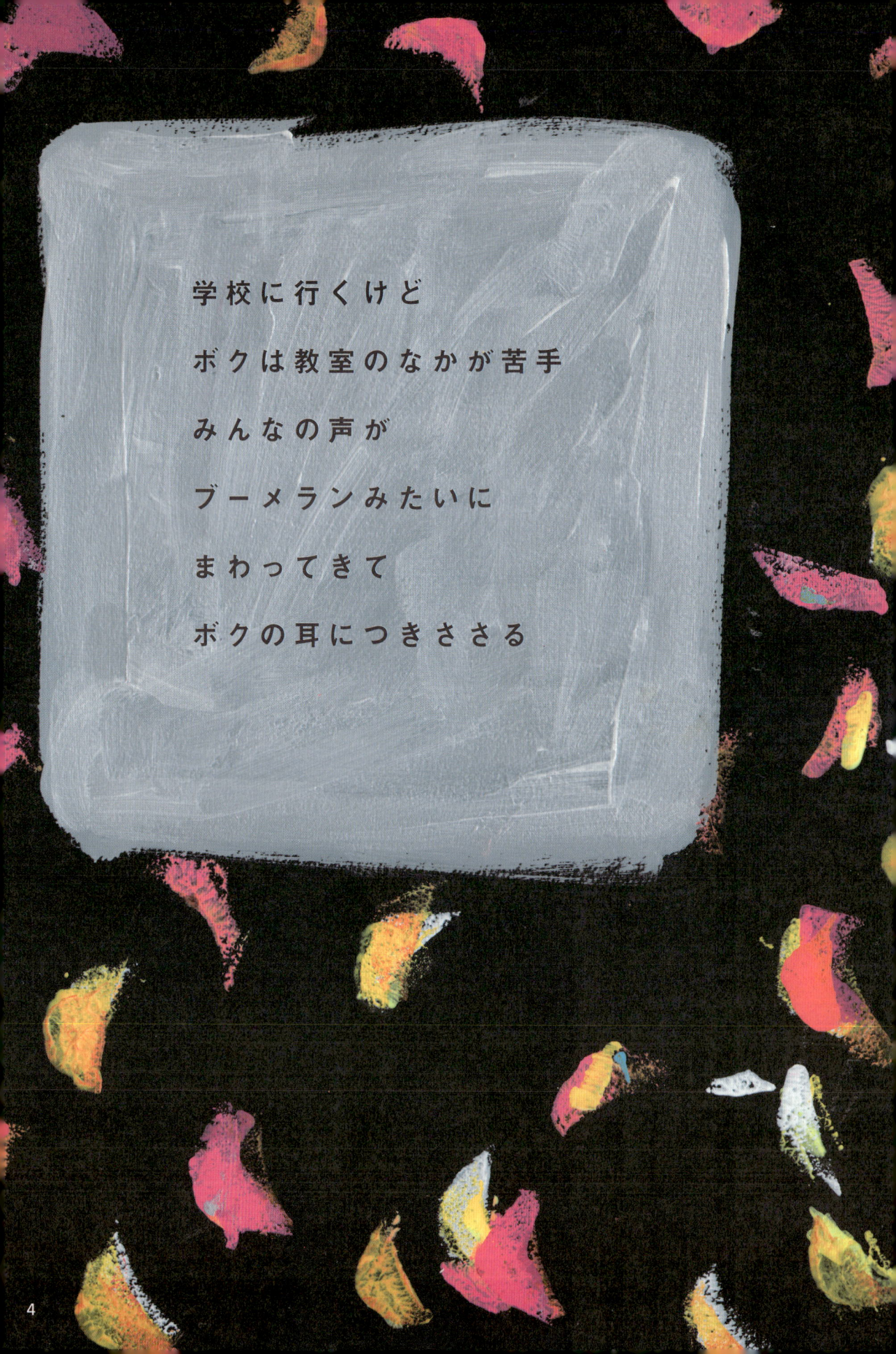

ボクは教室のなかが苦手

みんなの声が

ブーメランみたいに

まわってきて

ボクの耳につきささる

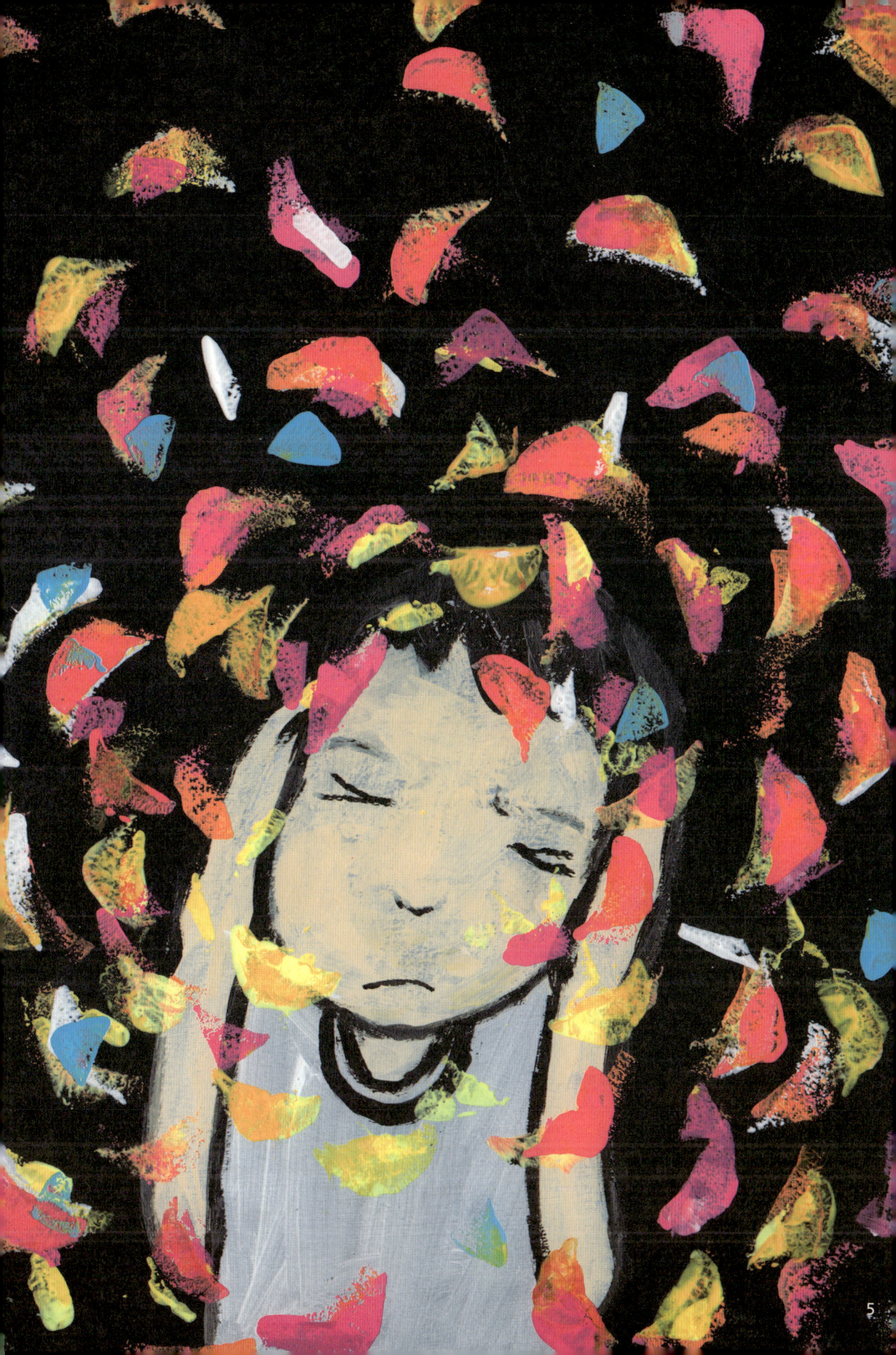

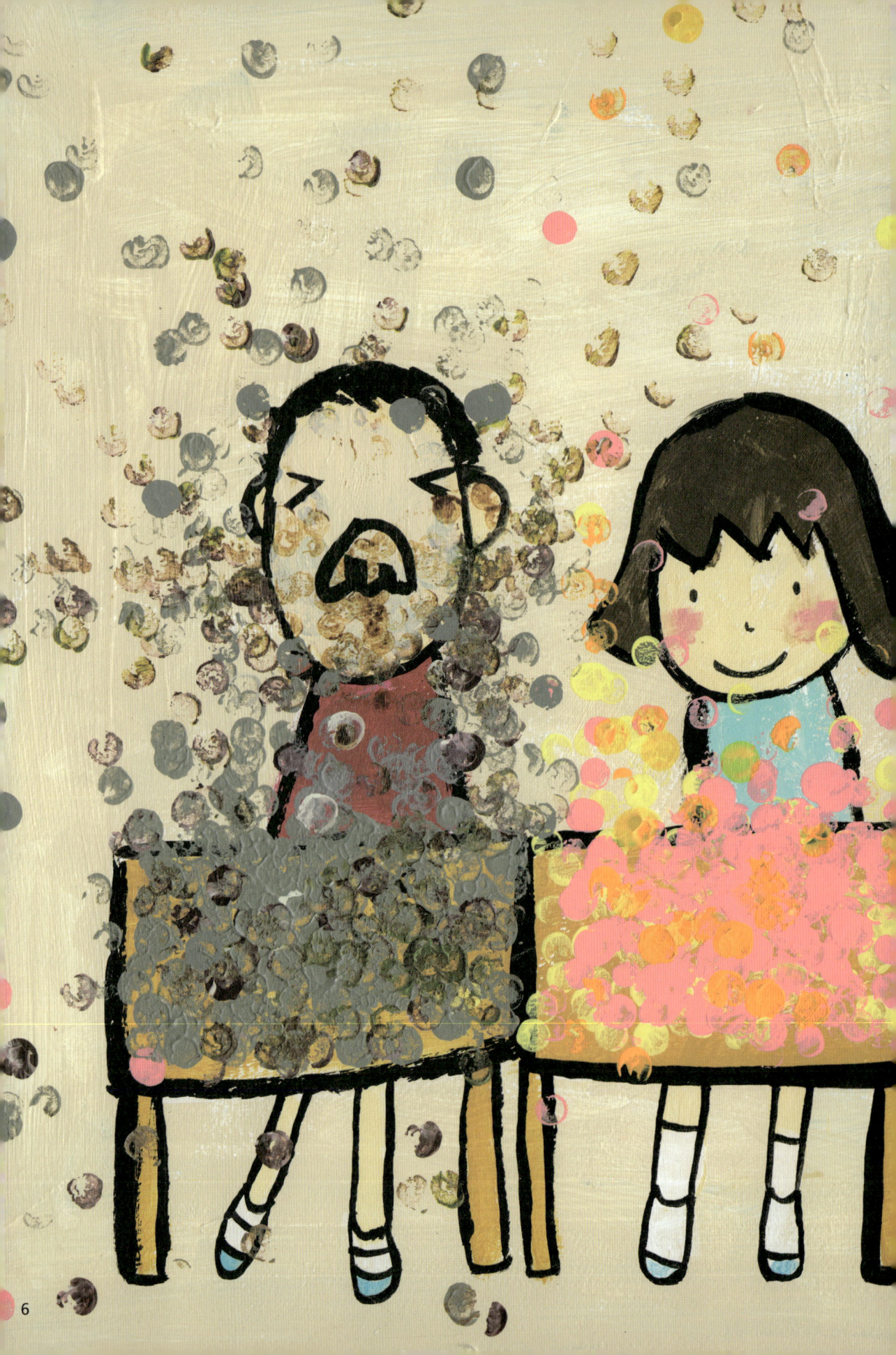

いっつも

３時間目から

給食(きゅうしょく)のにおいがして

きもちわるくなる

給食の時間

みんな楽しそう・・・

早く学童(がくどう)の時間に

ならないかな

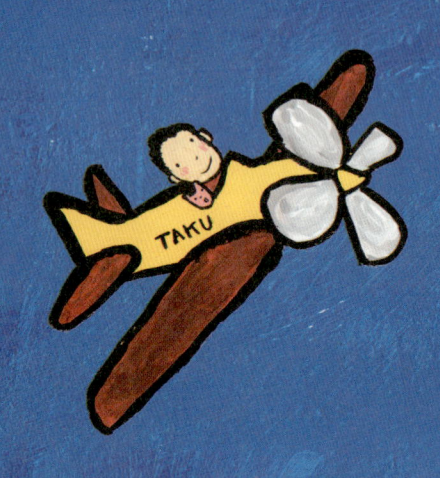

ボクはひみつの場所へこっそり行く

3階のかいだん

静かで冷たくて頭がしーんとする

目をつぶると空のうえに

早く学校終わらないかな

今日は参観日

ぜったいにおこられないように

お母さんの言う服を

ちゃんと着て行った

だけど　チクチクしてきて

どうしても気持ち悪くなってぬいだ

参観の時間だけはちゃんと着てよう

・・・・・・

・・・

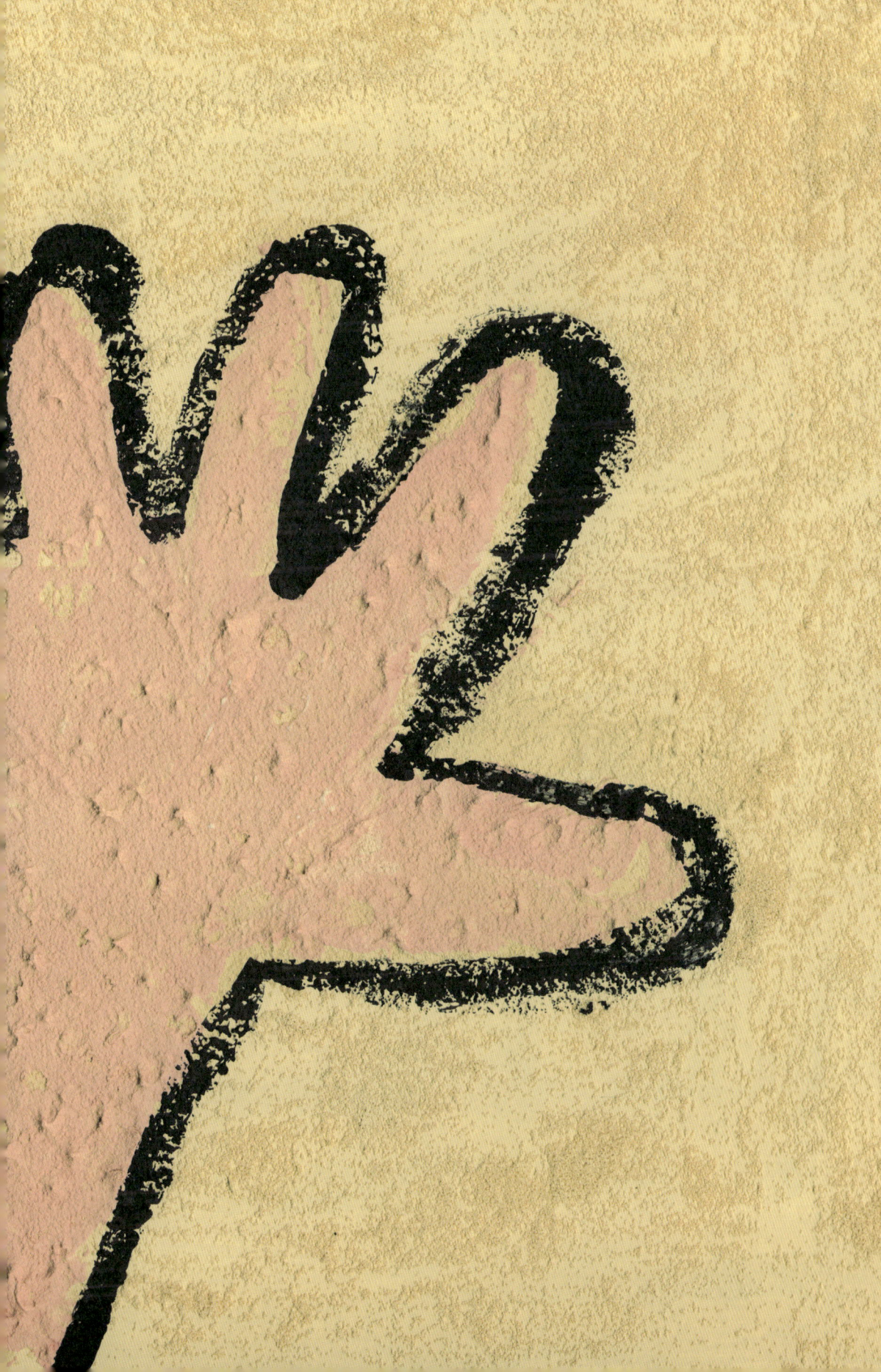

12

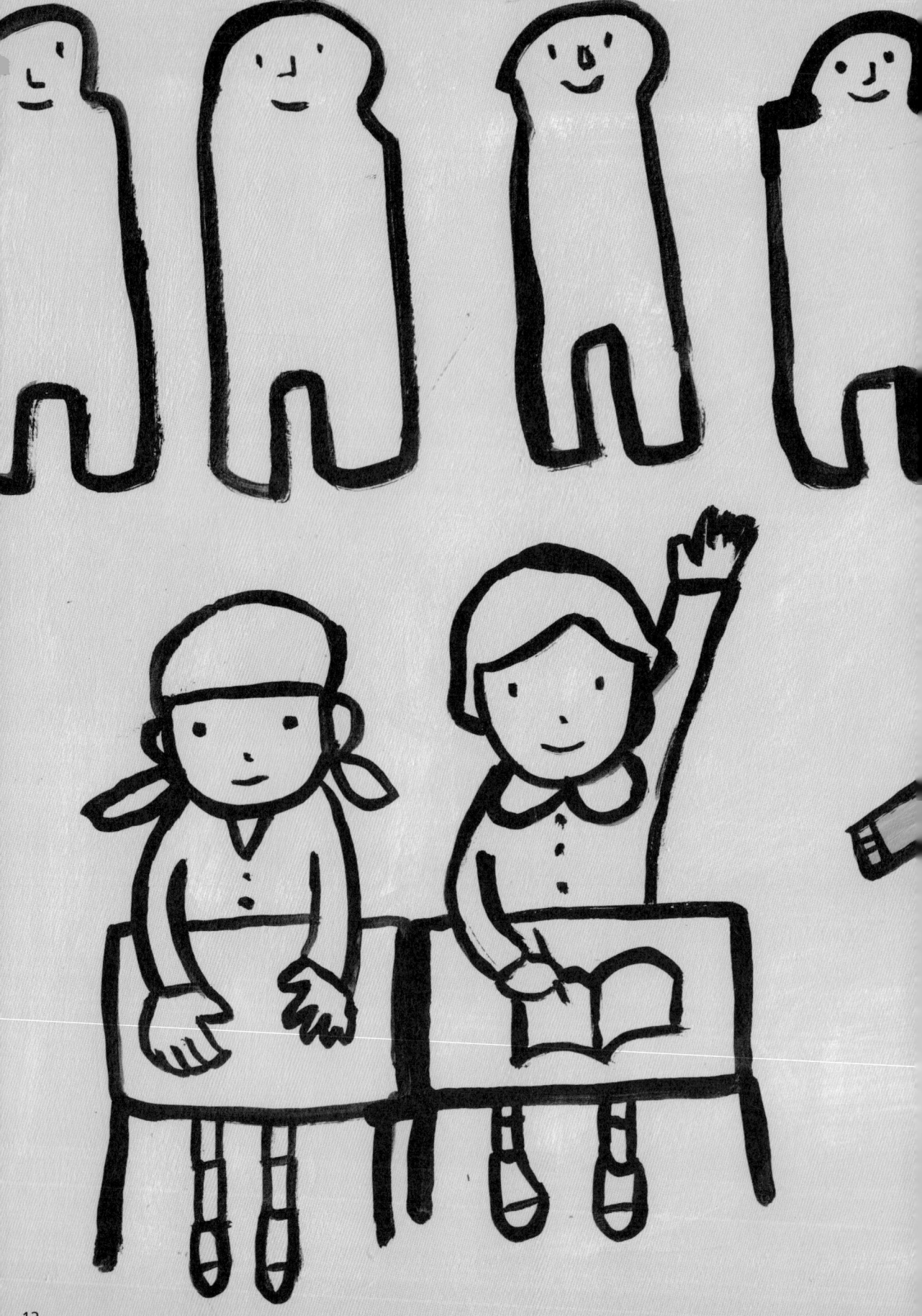

13

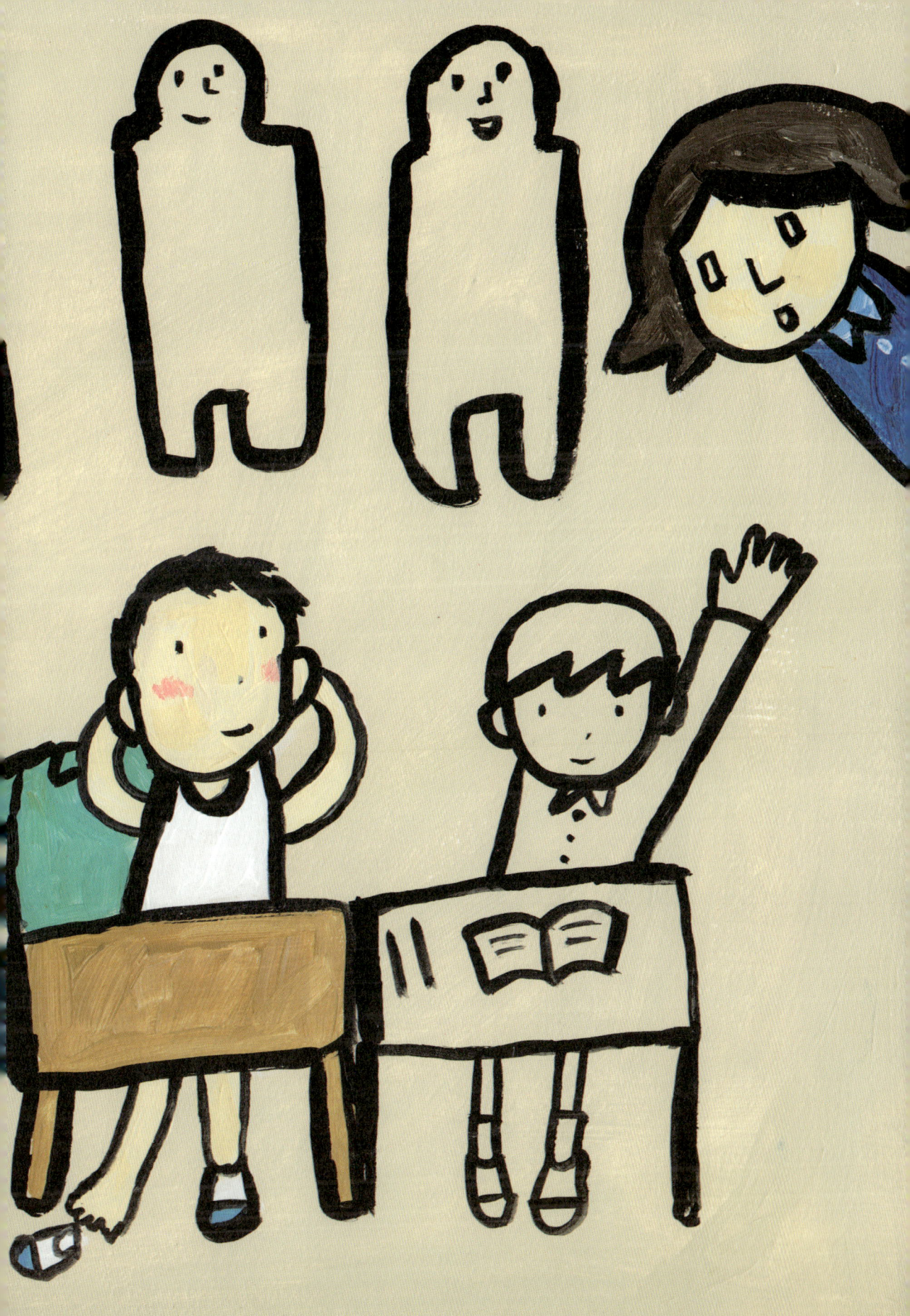

その日の夜
めっちゃおこられた

「なんで
　イスが服を
　着てるの！！」

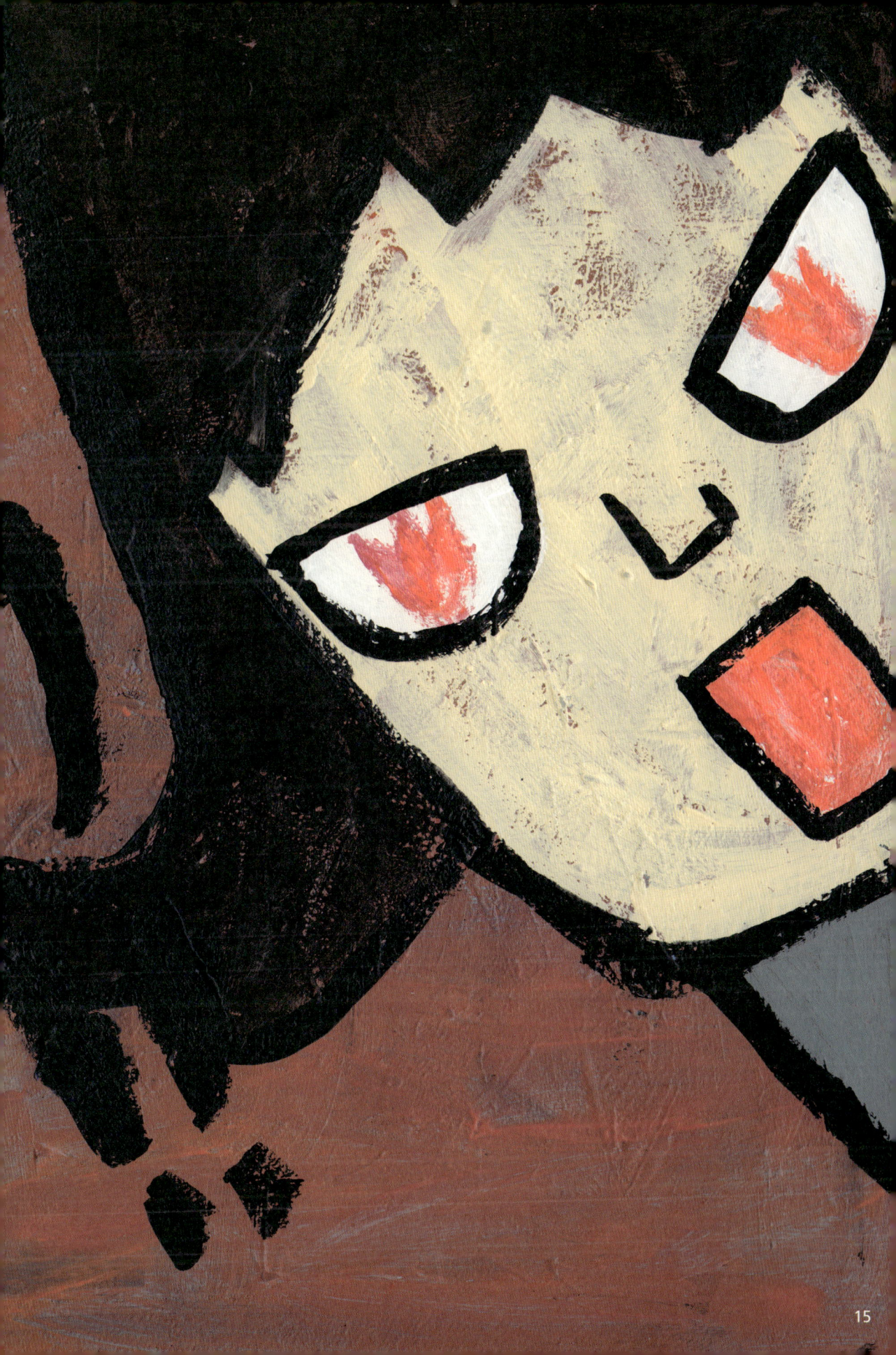

運動会の練習に集中できていません

「タクのせいで
お母さん
先生にいっぱい
おこられたのよ！」

わすれものが目立ちます

おちつきが
　　ありません

いつも
ひとりで
遊んでいます

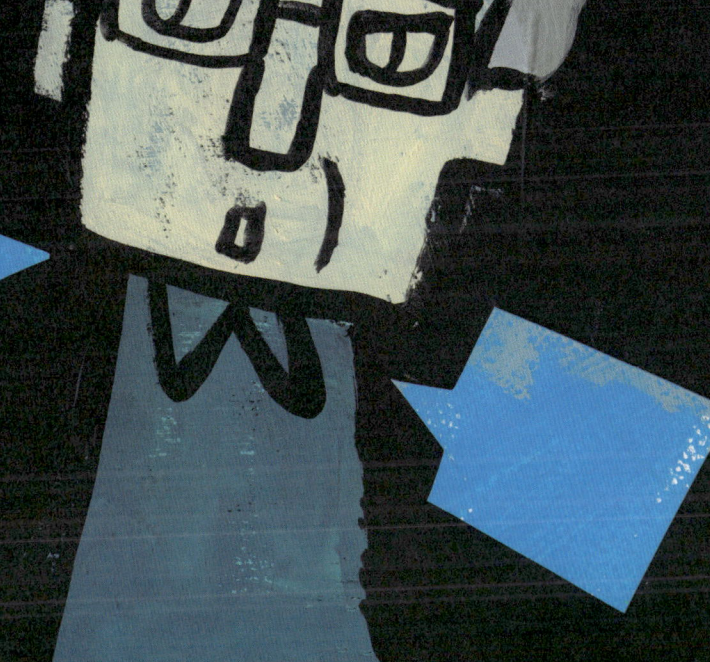

ボク
わざとおこられること
してるんじゃないのに
本当にわざとじゃないのに

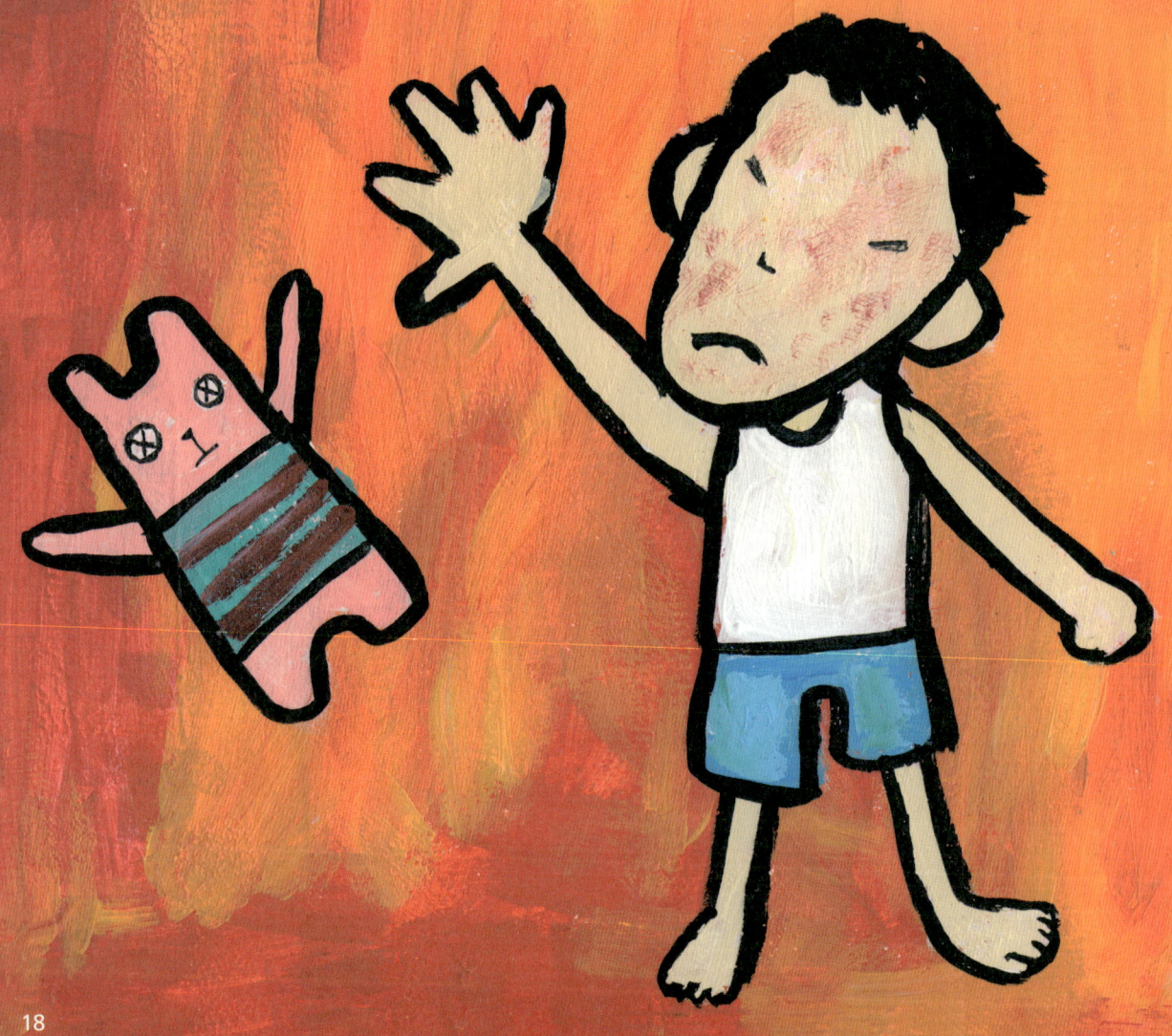

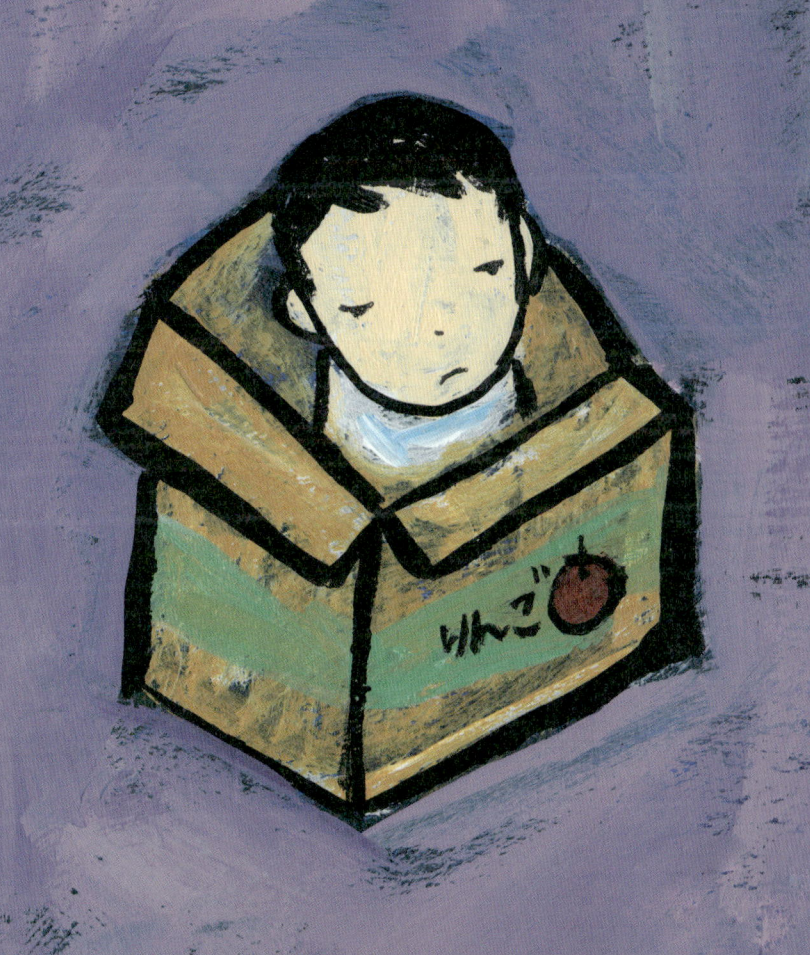

ボクだって
がんばってるのに

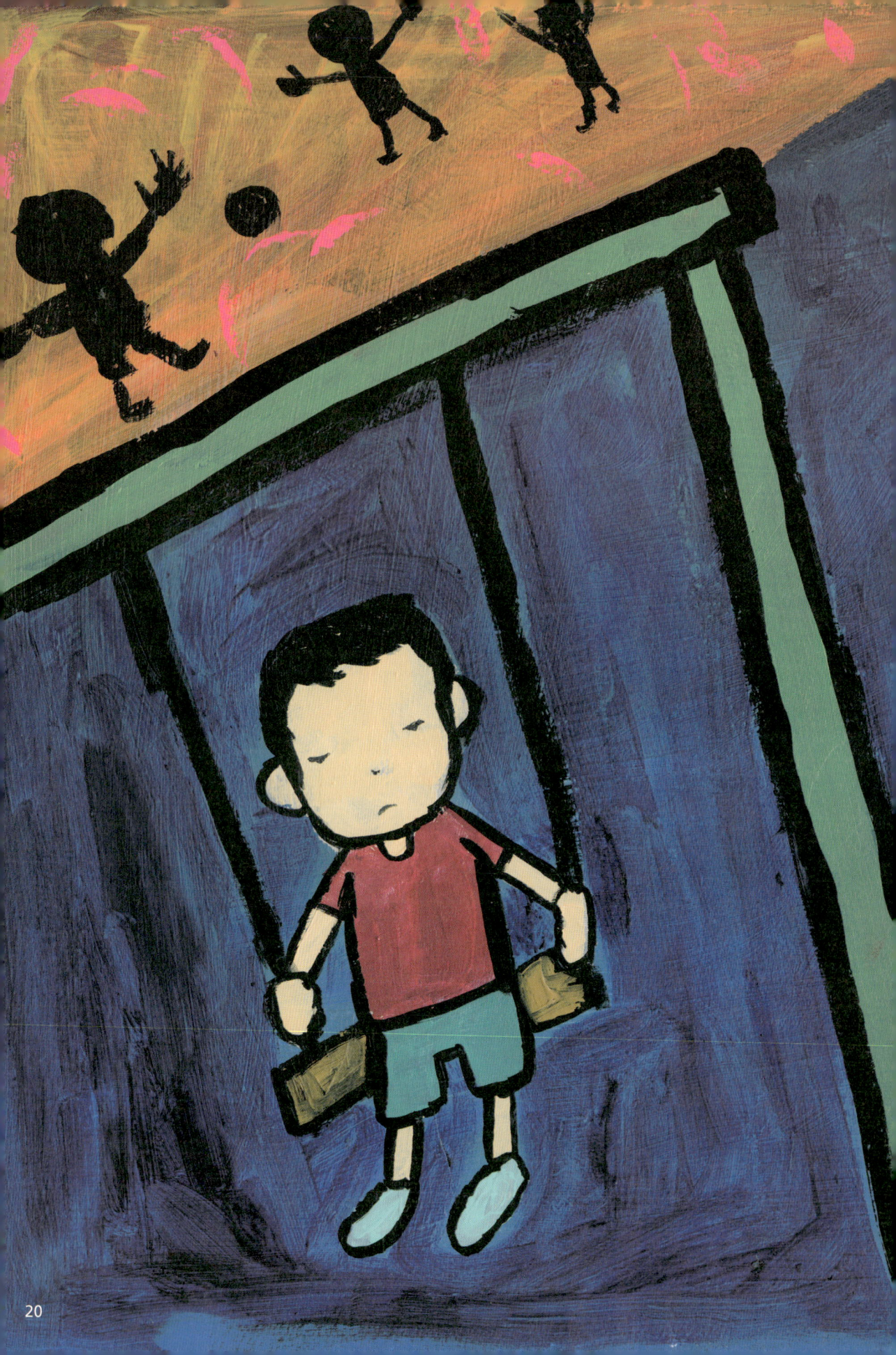

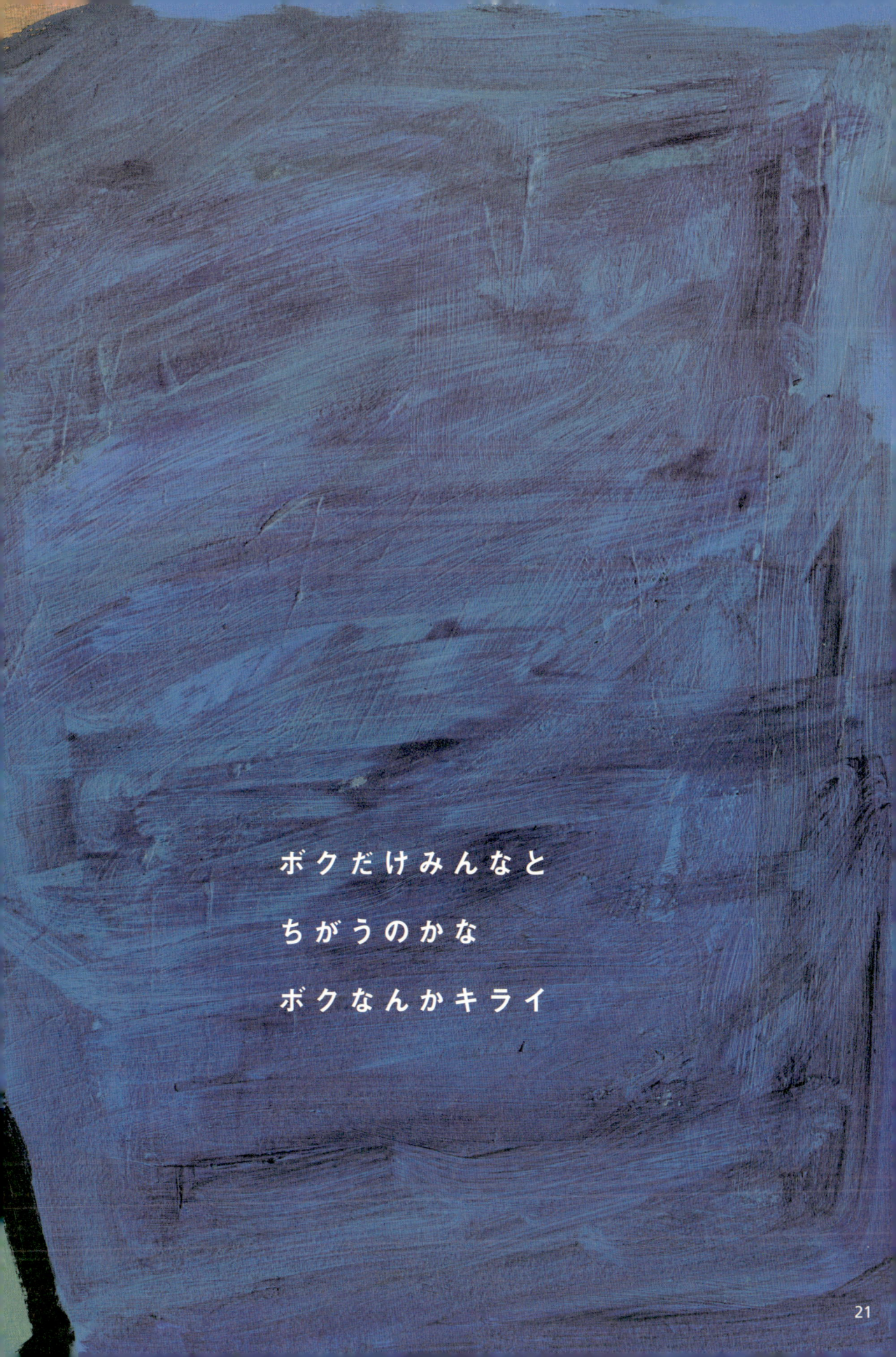

ボクだけみんなと
ちがうのかな
ボクなんかキライ

ボクのスキな放課後
学童のじかん

「タクくん
　今日もステキなものを
　作ってるね」

がくどう
クラブ

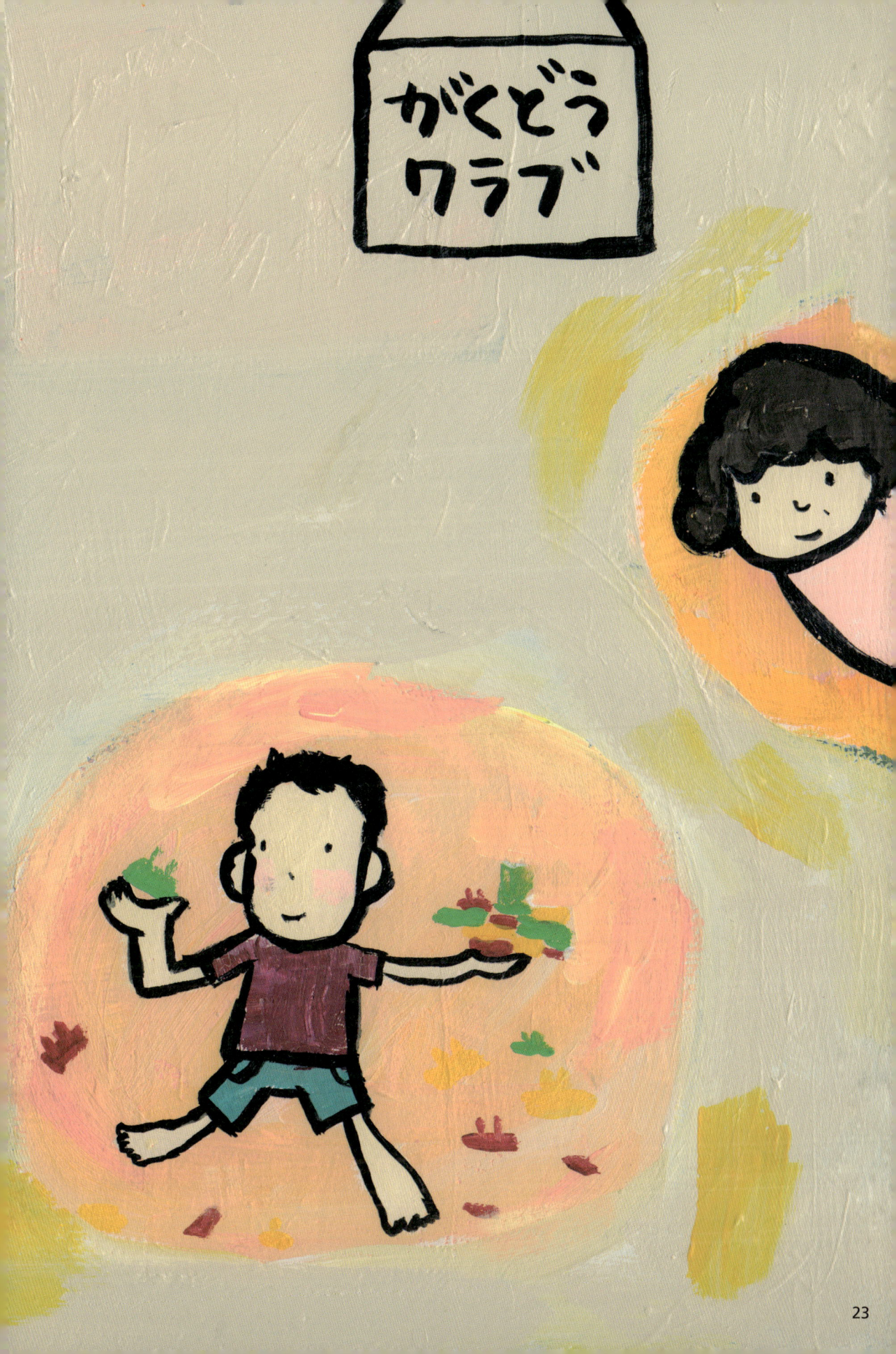

「お部屋であそぶのが
　すきなのかな？」

「ボク外であそぶの
　だいすきなんだけど
　みんなであそぶと
　耳がいたくなって
　きもちわるくなるの」

「タクくんは
　大きな音が苦手なんだね」

25

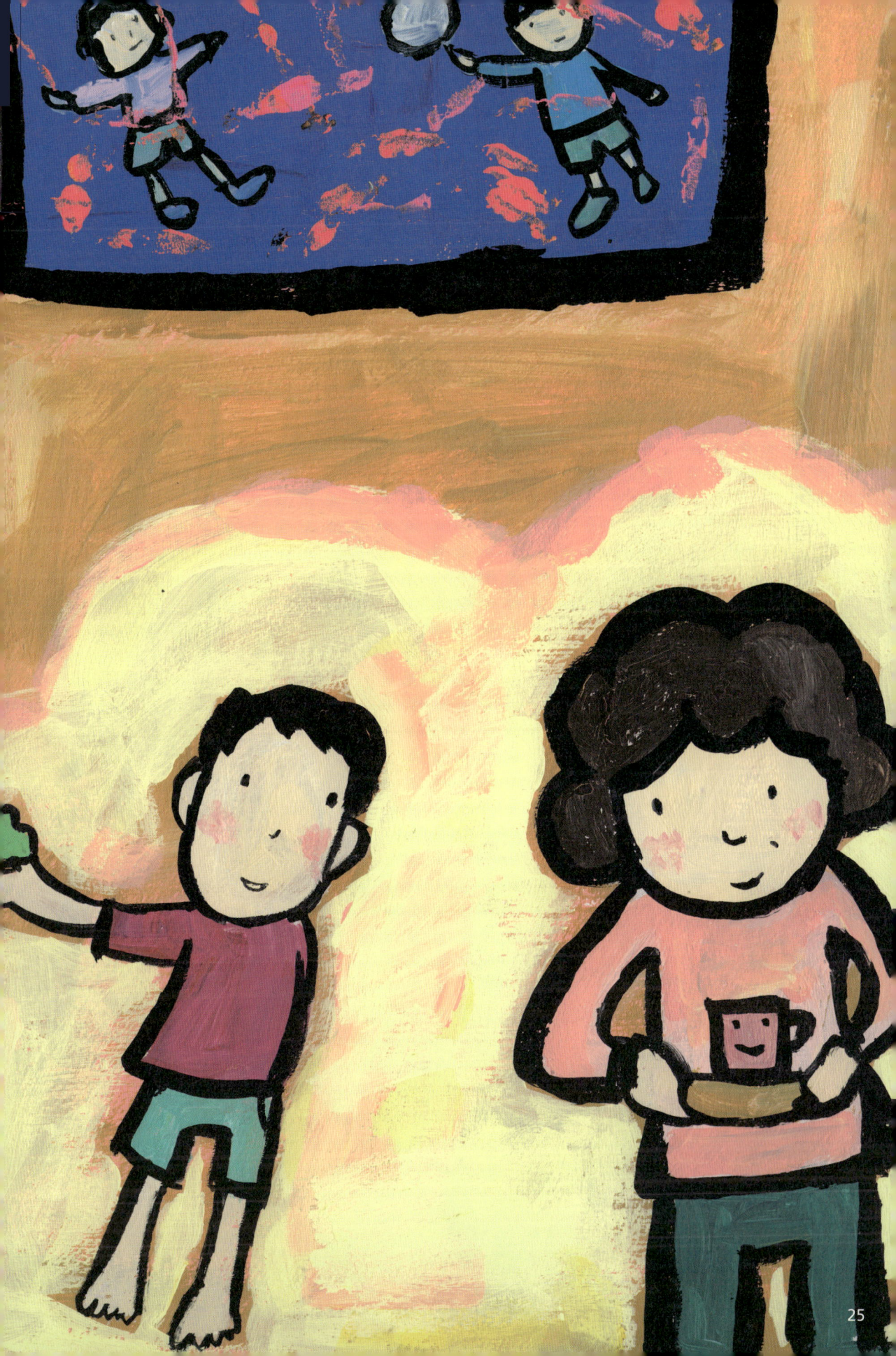

お母さんがむかえにきた
学童（がくどう）の先生と話をしている
またおこられる…

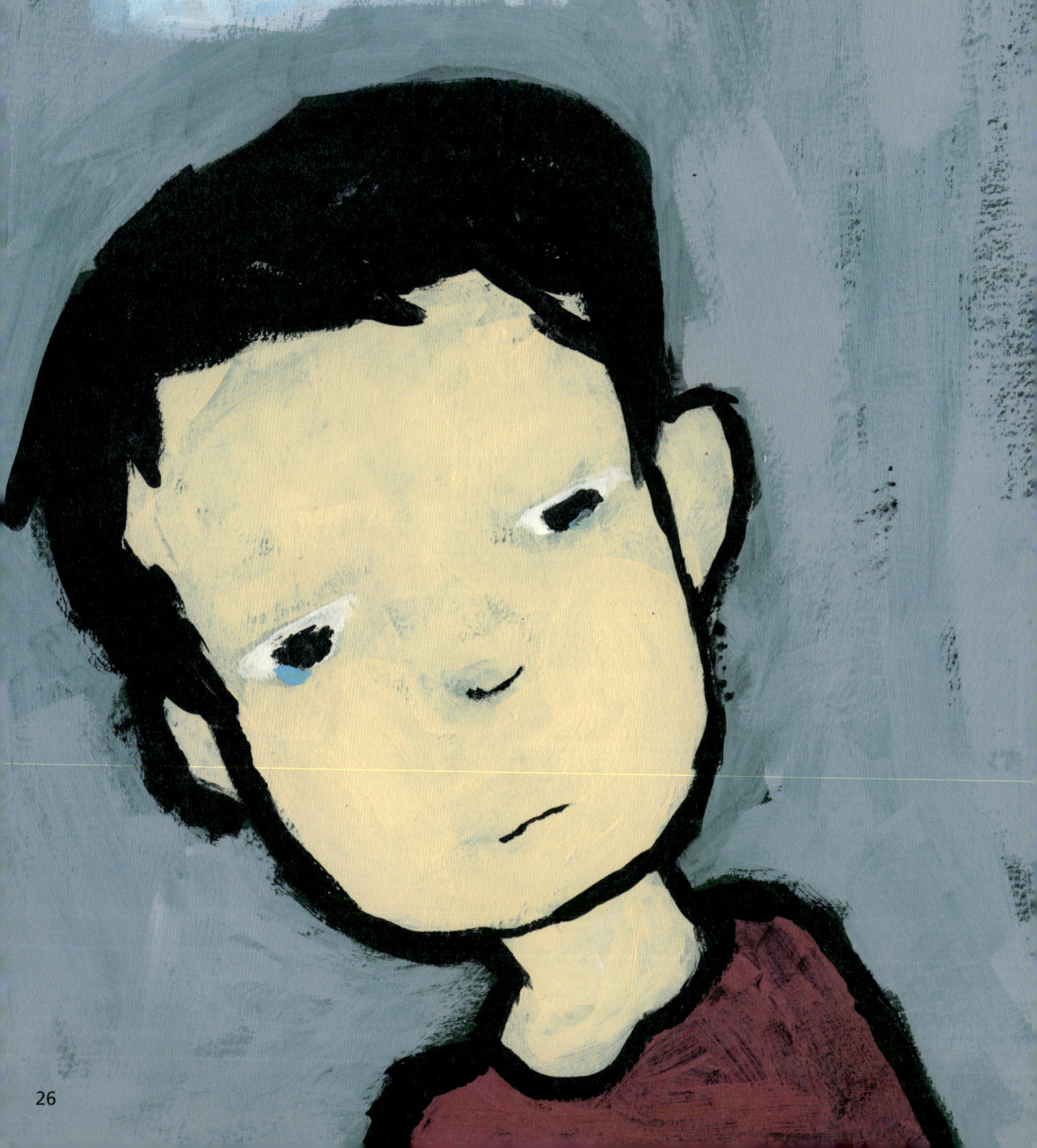

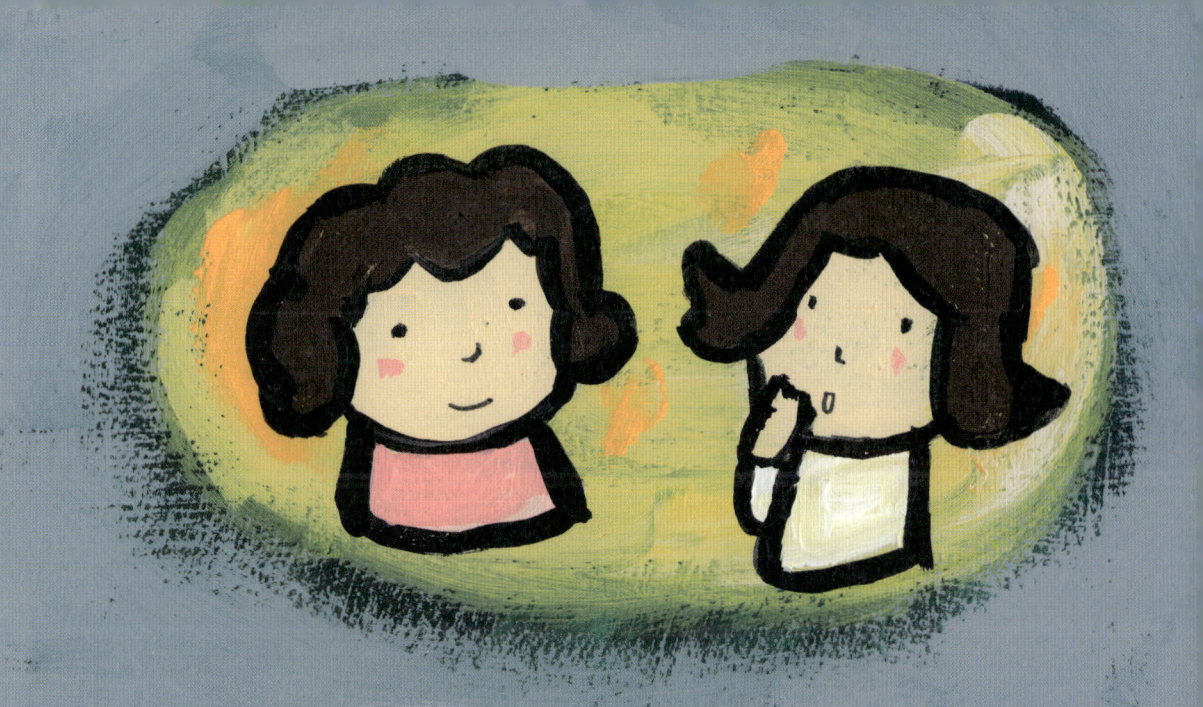

「タクくんは

　大きな音が苦手ですね

　教室で落ちつかないのは

　耳や目からの刺激に

　敏感に反応してしまうようです

　「感覚過敏」かもしれませんね」

たとえば耳が過敏だと

みんなが気にならない話し声が・・・

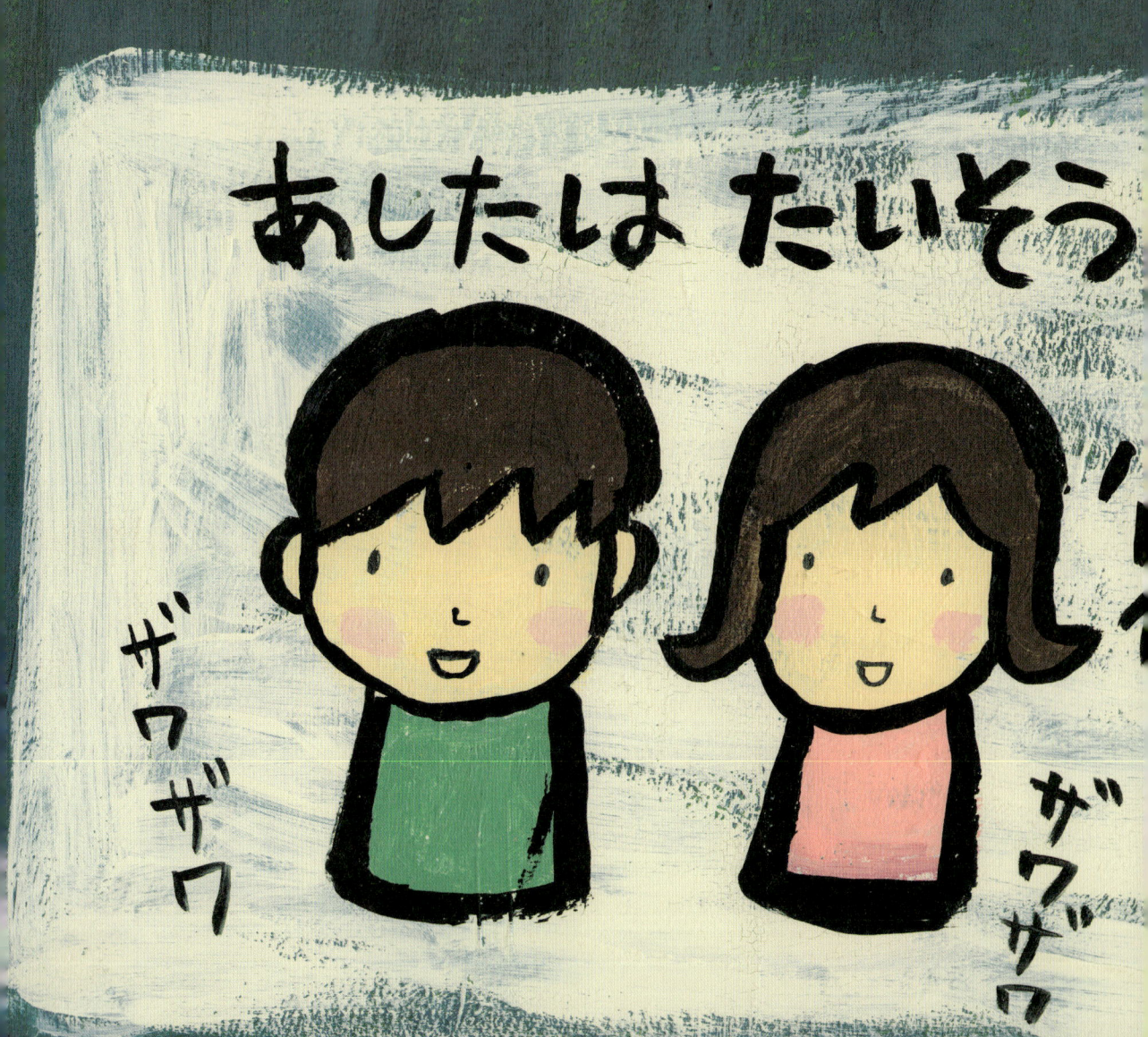

タクくんには、耳につきささるくらい
大きくきこえます

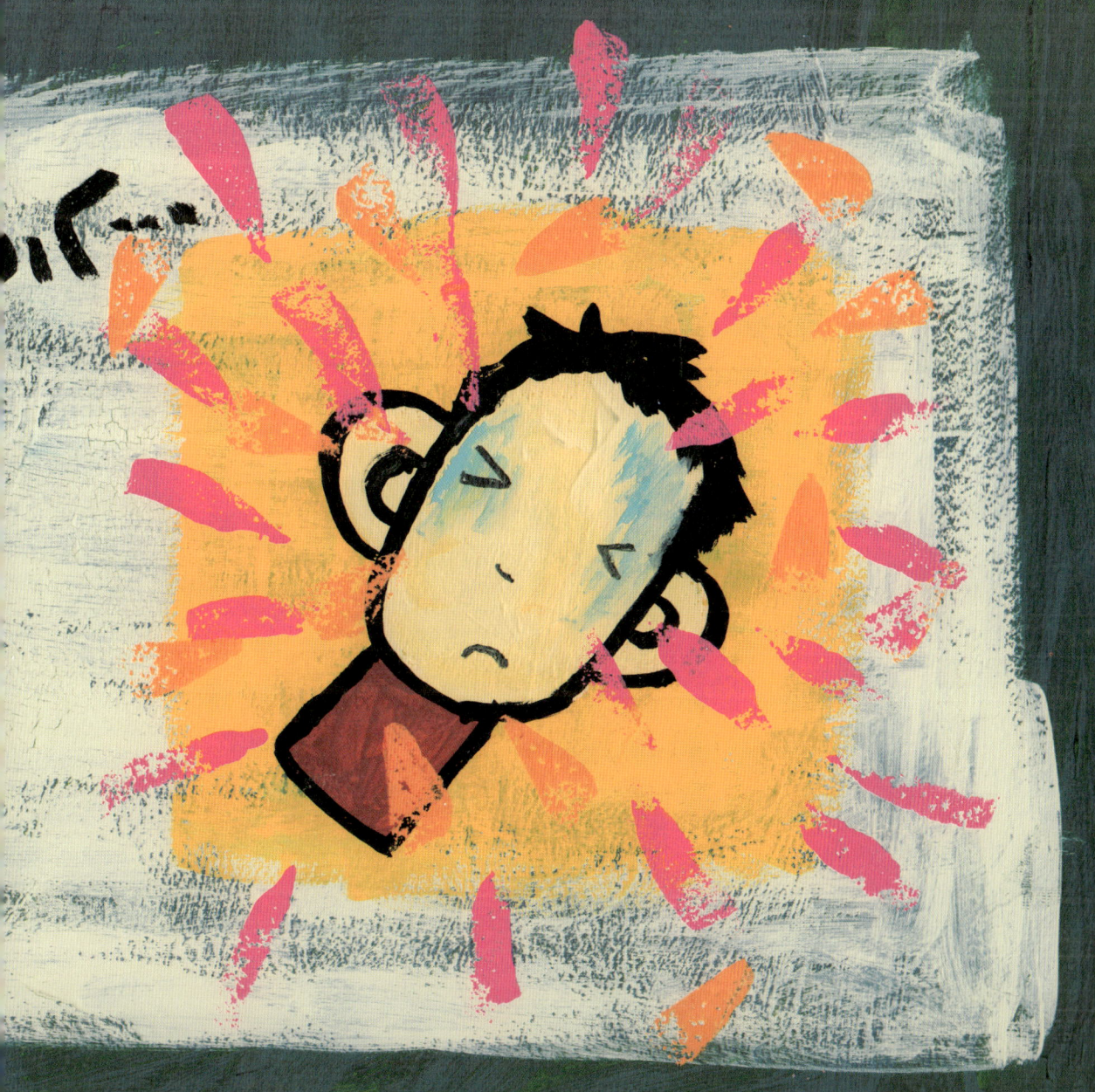

「そういえば
　　せっかく遊園地に行っても、ぐったりしたり
　映画館からにげだしたり
　タクは大きな音が苦手なのか…」

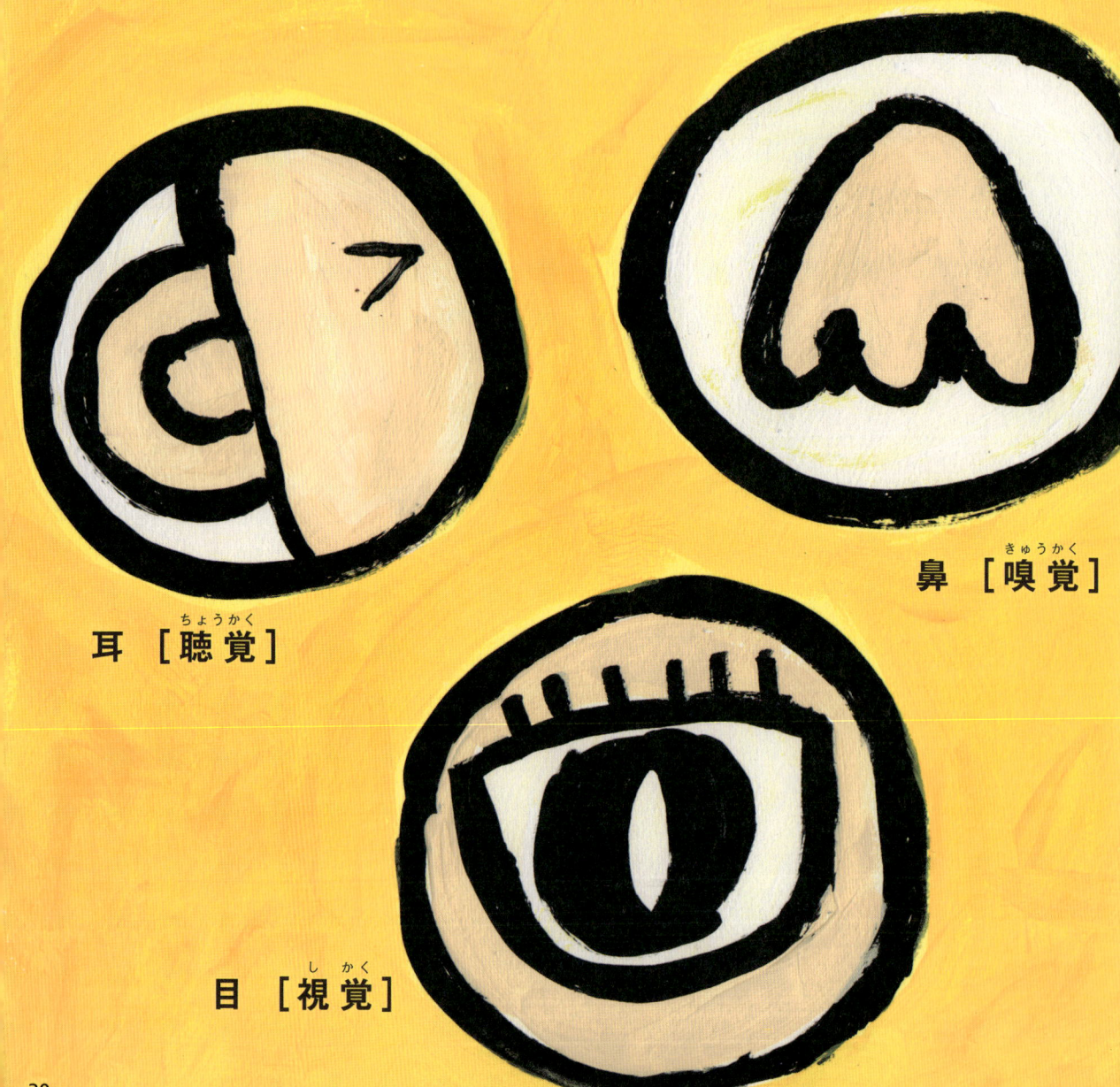

耳［聴覚］

鼻［嗅覚］

目［視覚］

口 [味覚]
み かく

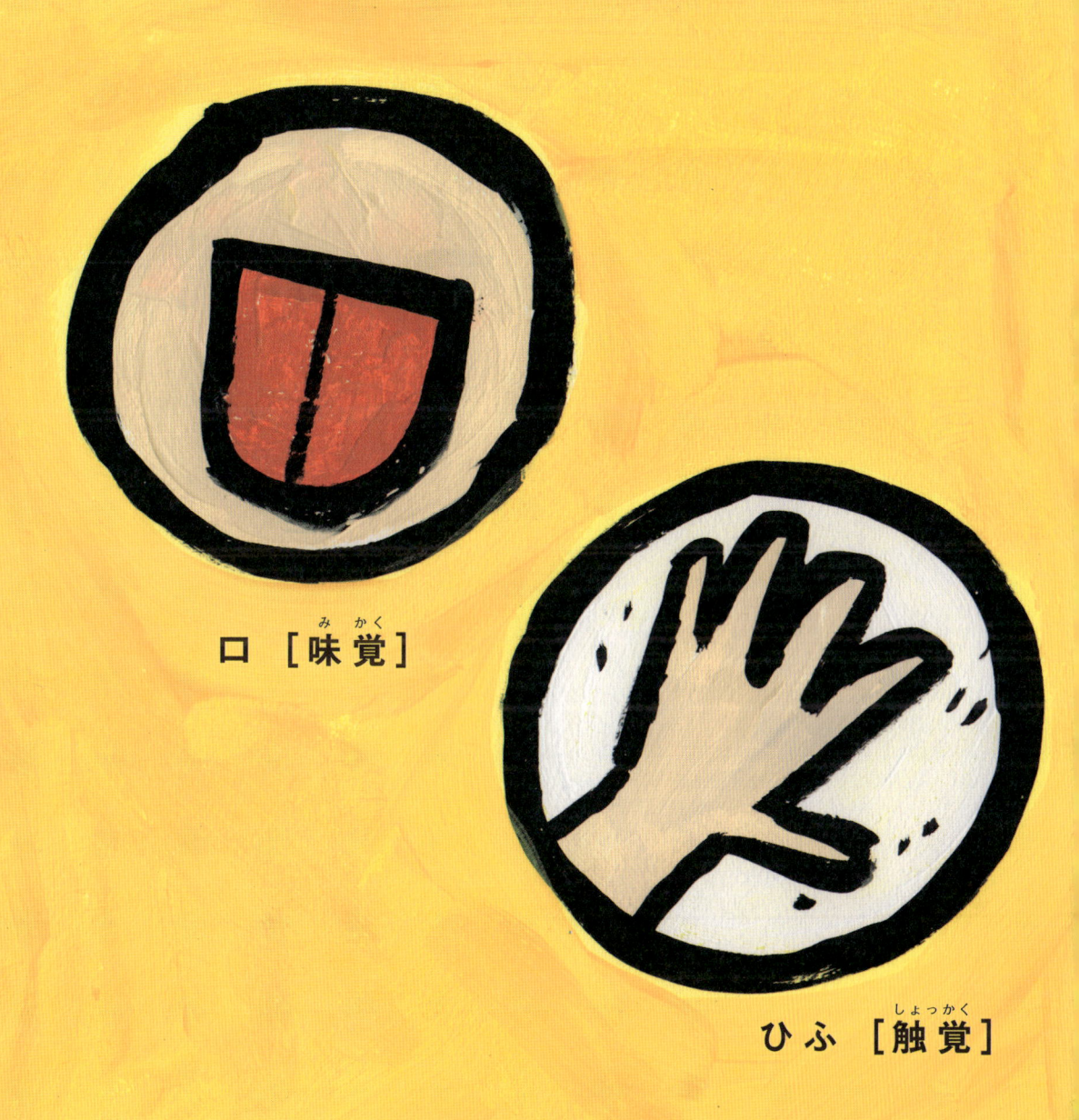

ひふ [触覚]
しょっかく

「耳のほかにも
人によっては 鼻 目 口 ひふ などが
とても敏感だったりします
びんかん
反対にとても鈍感なこともあります」
どんかん

帰り道

おこられなかった

「参観日のとき

　洋服をイスにかけてたけど

　どうしたの？

　お母さん、びっくりしたの」

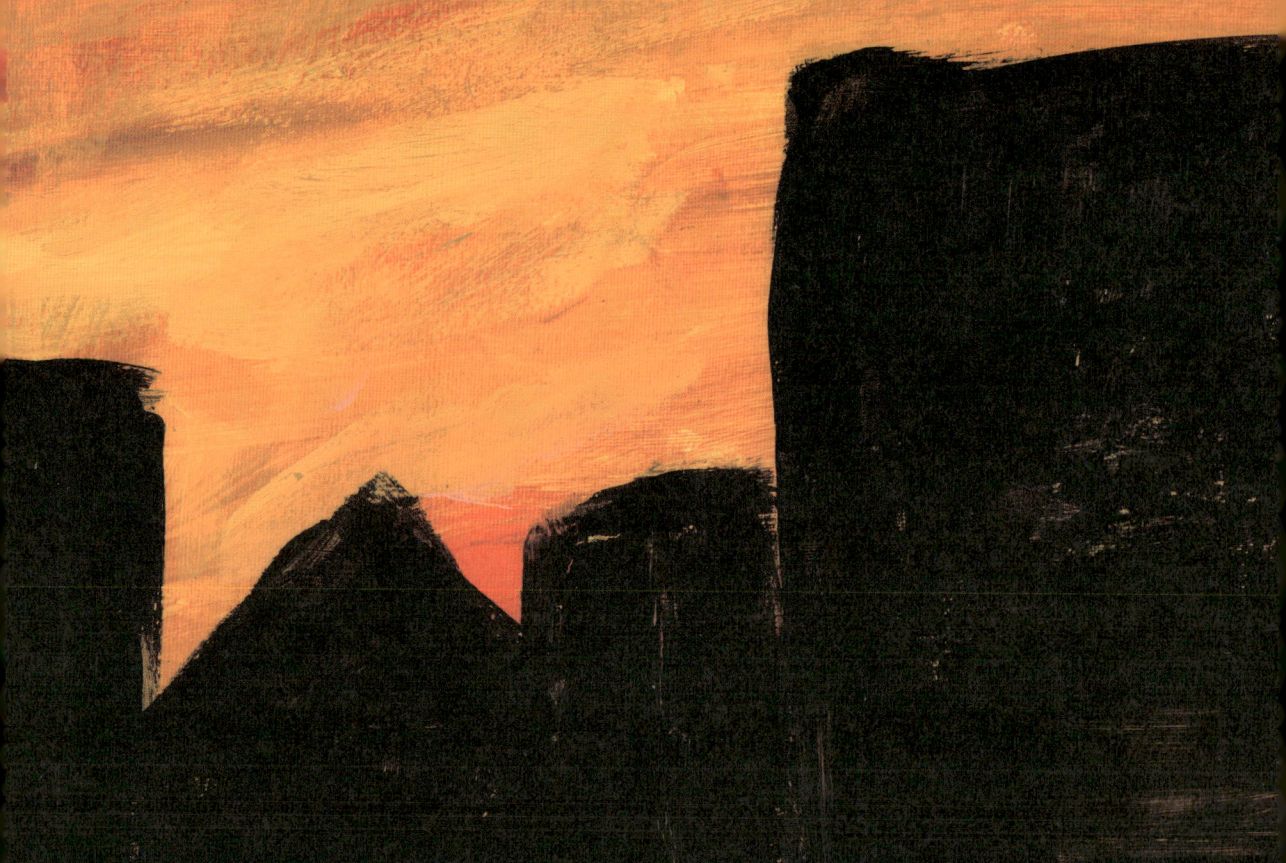

「あの服

　からだがチクチクして

　気持ちわるくなって

　ぬいじゃった」

その夜　お母さんといっしょに
チクチクする服を探した

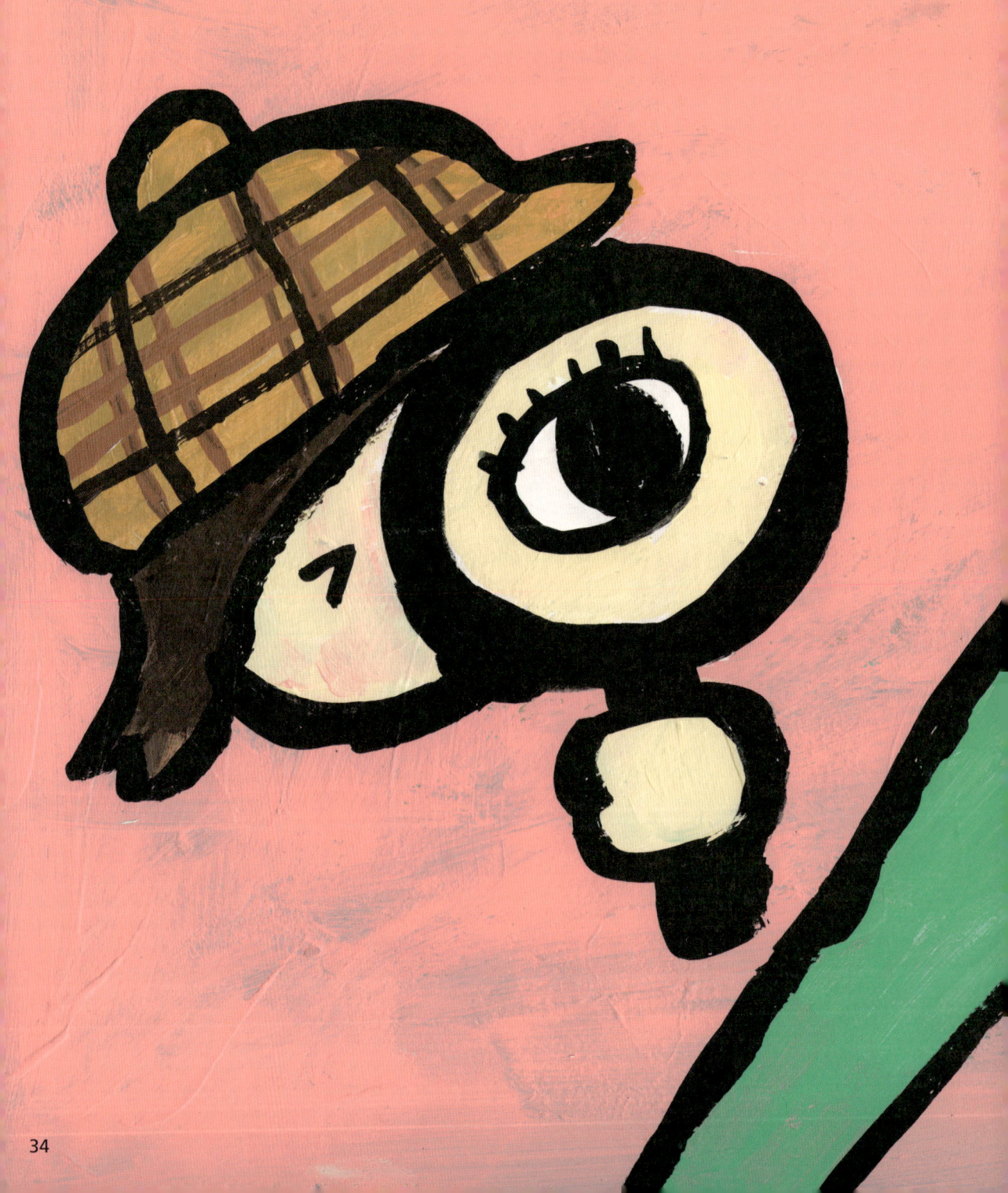

ぜんぶ
ココ
ココ

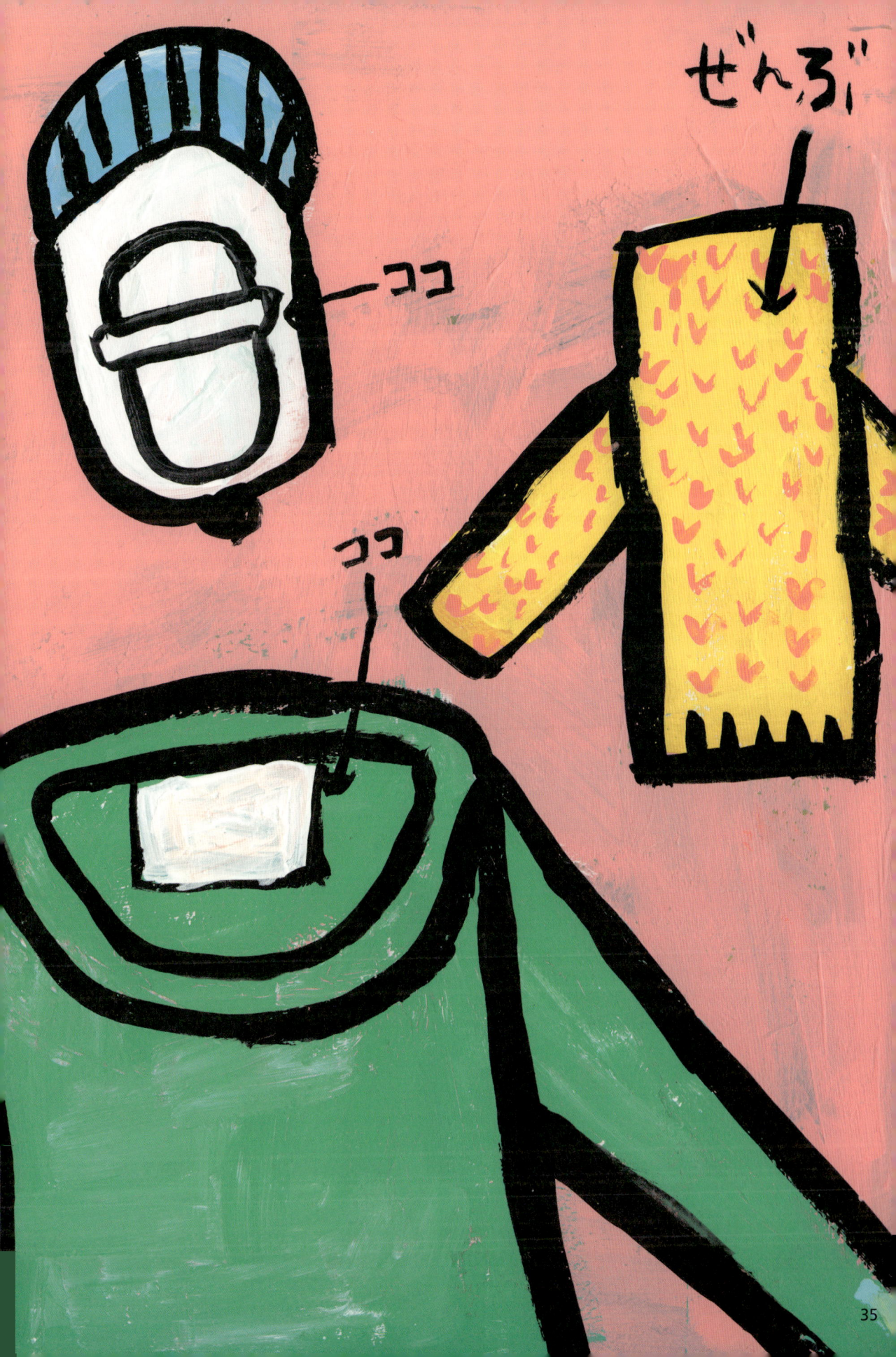

「チクチクするとこ
　　はずそうね
　　ぬい目からとっちゃおう」

そんな方法(ほうほう)があったのか…
お母さんが苦手をいっしょに考えてくれて
うれしくなった

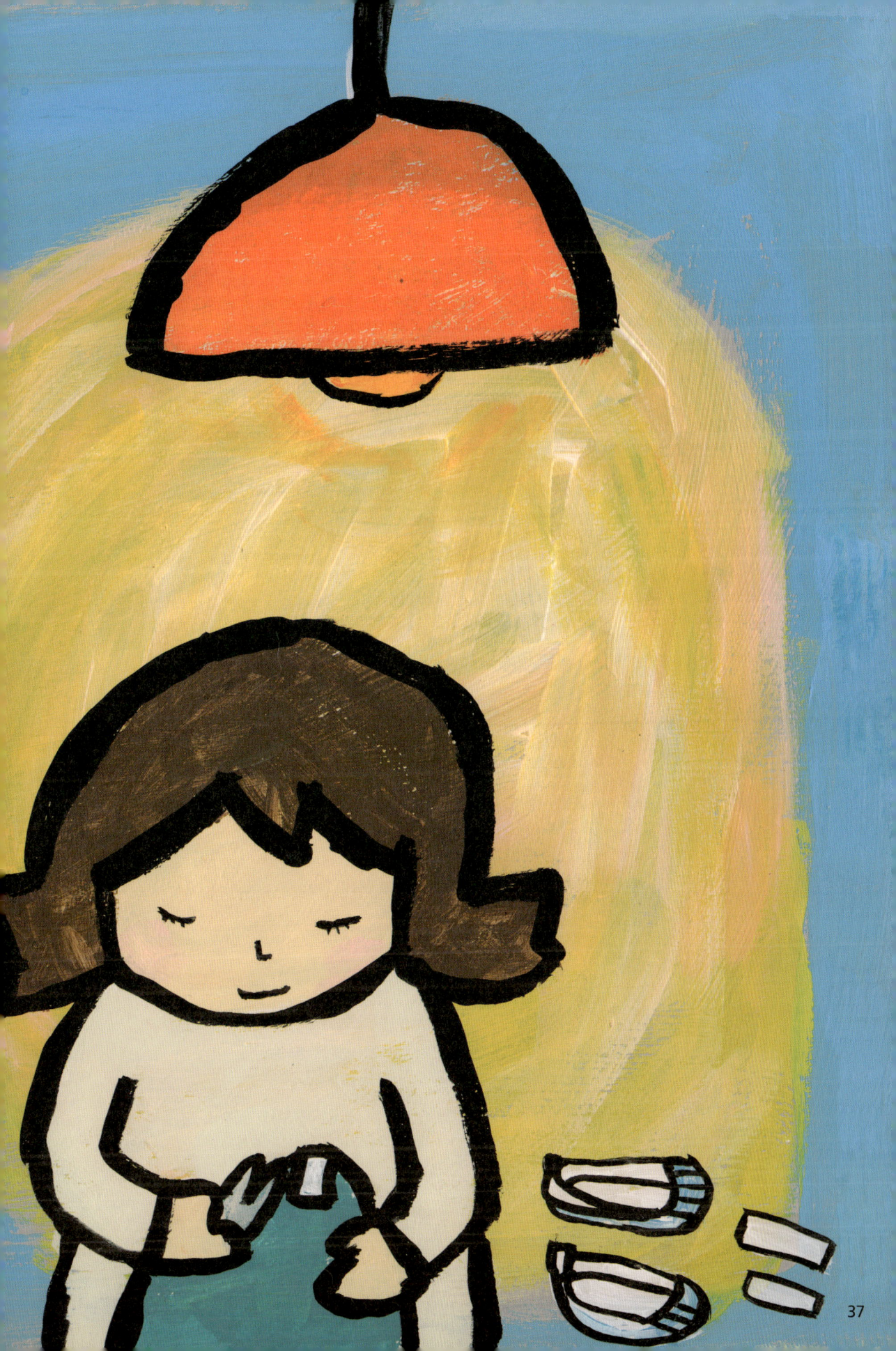

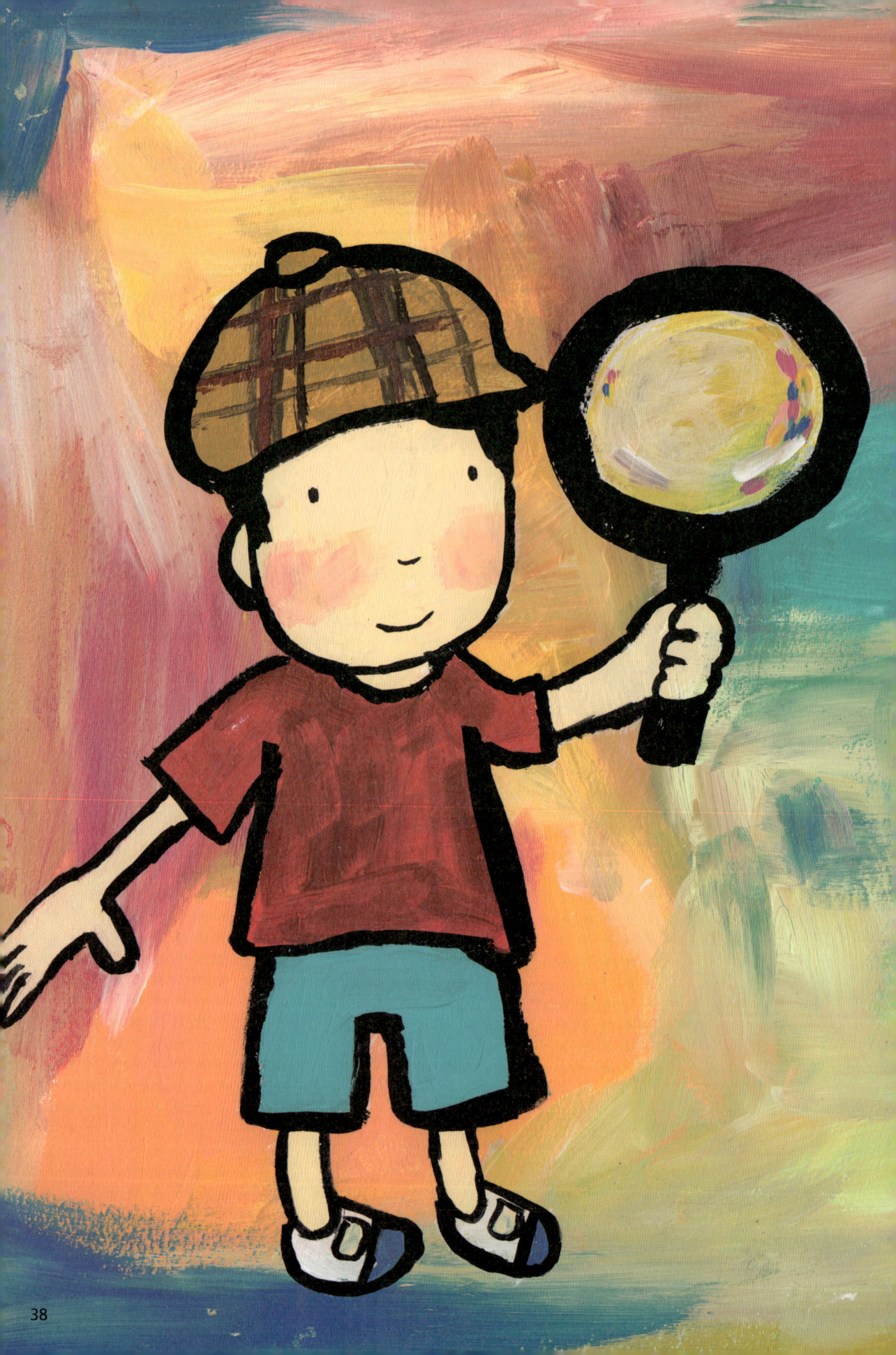

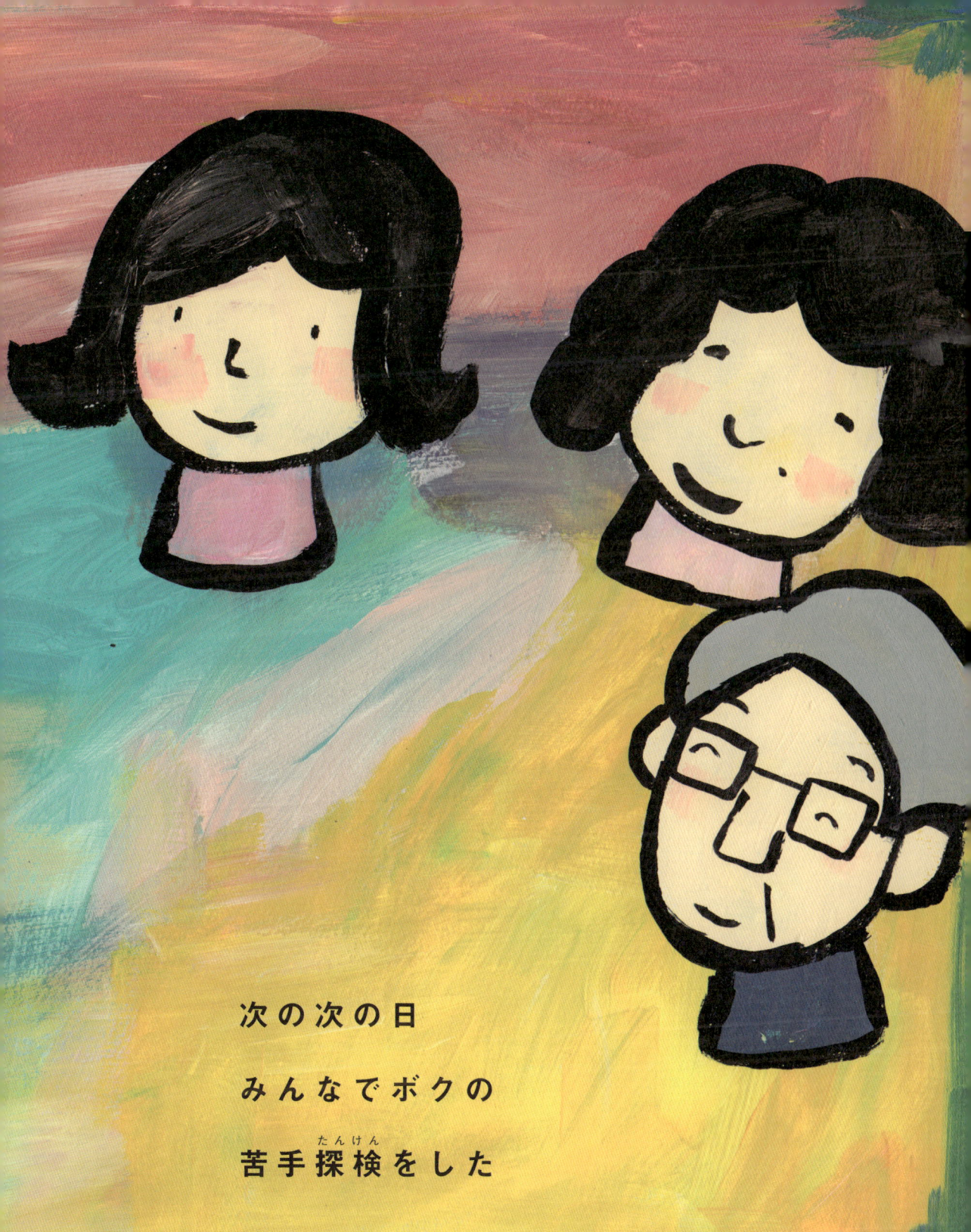

次の次の日
みんなでボクの
苦手探検をした

ボクの苦手探検をしたら
みんな
「そっかこのことが
　苦手だったのか」って
わらってくれた
ボクも自分の苦手なことが
わかって安心した
ボクはダメな子じゃなかったんだ

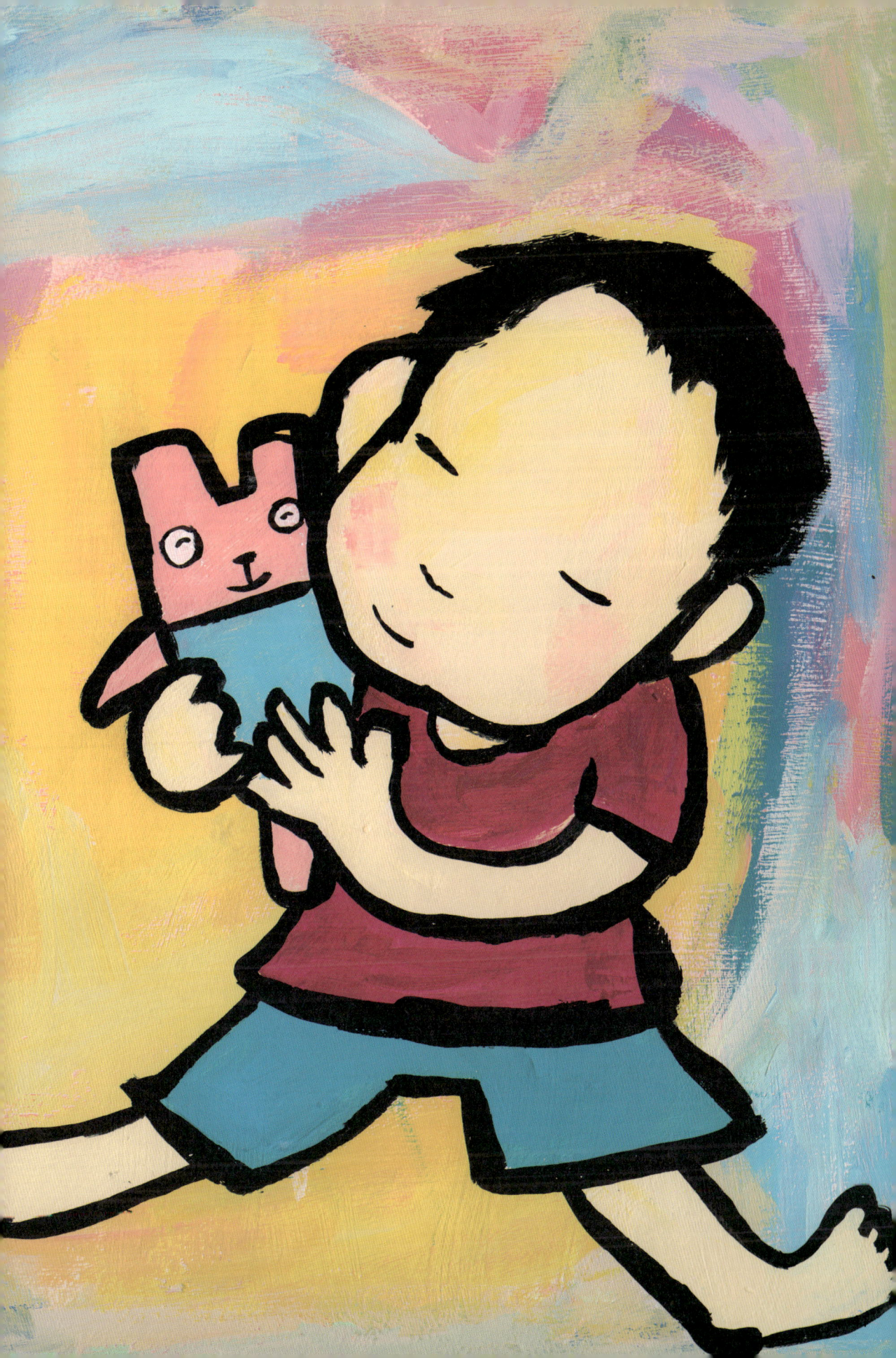

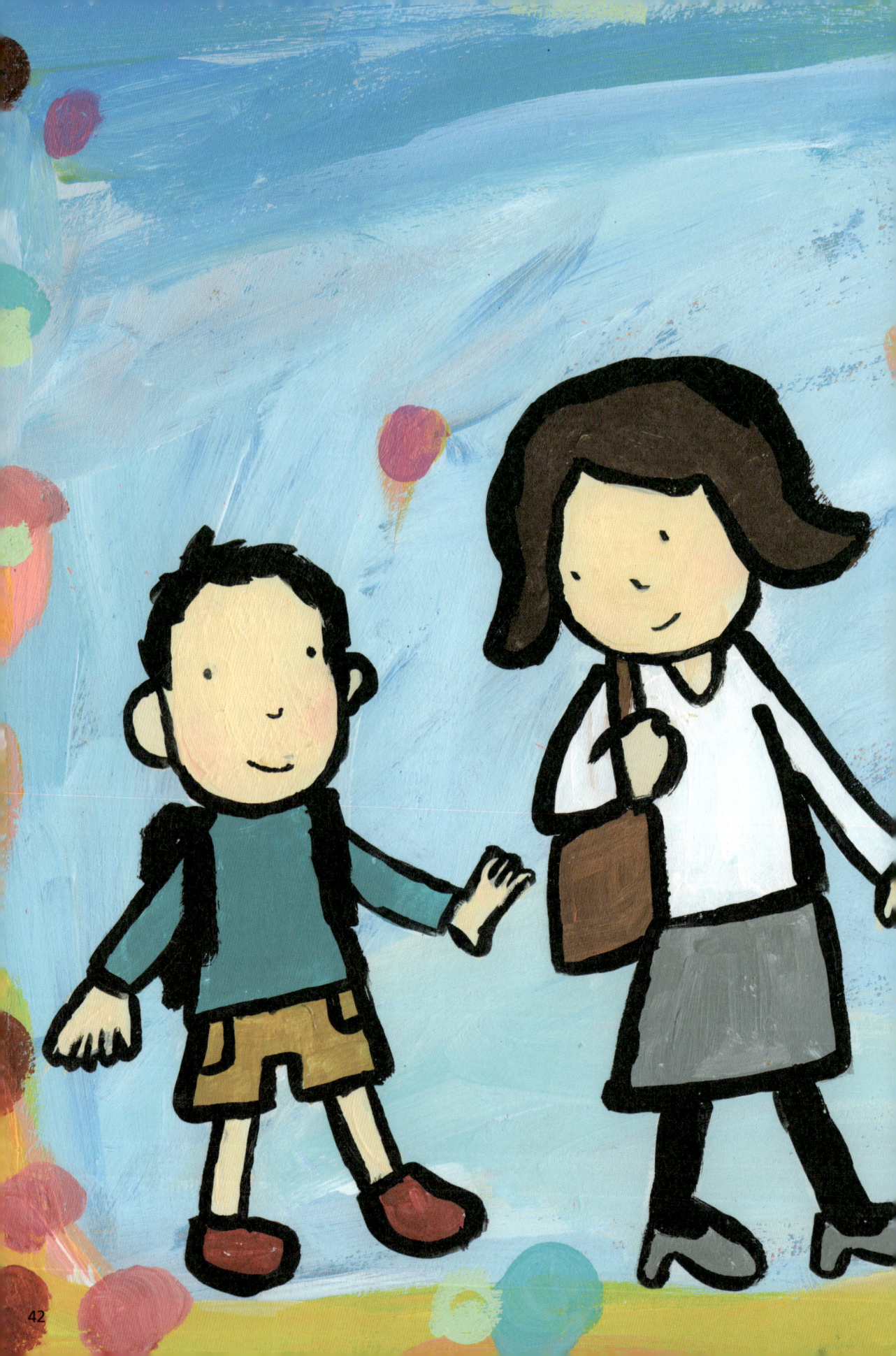

苦手はすぐにはスキにならないけど
それはそれでいいんだって
お母さん
「またきっとタクのこと、おこっちゃうけど
　タクのいいとこ、いっぱい知ってるよ」って

今度　ボクの楽しいスキを
みんなにこっそり教えてあげよう

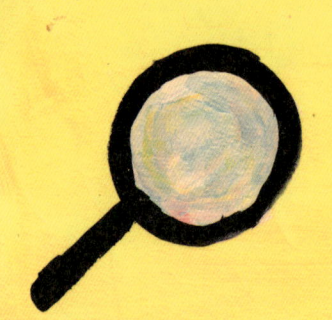

タクくんと そのまわりの 大人のみなさんへ

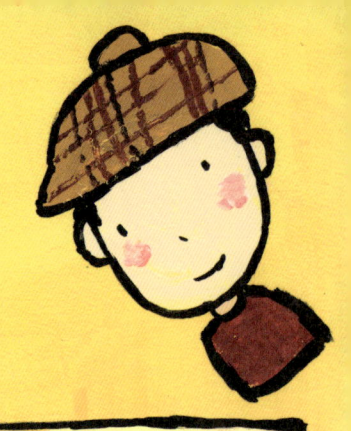

　私は、感覚が過敏な子どもでした。聴覚、視覚、触覚、嗅覚、味覚などの過敏があります。今でも、電気屋さんのテレビコーナーにはいられません（聴覚と視覚の刺激が強すぎます！）。油絵の具のにおいをかぐと寝込んでしまいます。色や書体があっていないと感じるテキストは、じっと見ることができません。色が強すぎるテキストは白黒コピーして読むとよい、と最近になって発見しました。
　そんな私が子どものころに特に苦労したのが給食です（54-55ページの絵は私自身がモデルです）。子どものころは、何が苦手なのかを言葉で説明することができませんでした。給食の時間がイヤで、食べていた記憶があまりありません。

　大人になると、自分で選択できることがぐっと広がります。「その食べ物をぜったいに食べないといけない」といった状況はほとんどありません。苦手が自覚できたり、経験が増えると、対応できることが多くなります。のりきらなければいけないときには、まわりの人にどうすればいいかを相談することもできます。
　子どものころには思いもしませんでしたが、今、私の視覚過敏は、絵を描くときに欠かすことのできない特性です。個性的の色の感性は豊かな表現につながり、1ミリのさらに何分の1という細い線や点の描きわけで、繊細な表情を描くことができます。

　タクくんが、たとえば給食がきっかけで、自信をなくしたり、学校がとてもつらい場所になったり、まわりの人が信頼できなくなったりしないように——目に見えない「感覚過敏」をわかりやすく表現したいと思って、この絵本をつくりました。全国で困っているタクくんや家族やまわりの人たちが、少し楽になったり、安心して毎日の生活を送るヒントになったらうれしいです。

　　　　　　　　　　　　　　　　　　　　　　　　　　　　　ちあき

タクの物語と感覚過敏について

内容：感覚過敏について／対応の原則／いろいろな感覚過敏・工夫
タクの苦手＆工夫探検

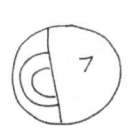

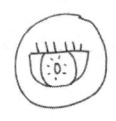

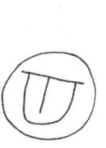

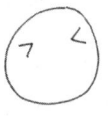

＊発達凸凹と感覚過敏について

　人は大人になる過程で、言葉や運動、感情など、いろんな面が発達していきます。発達の進み方は、早いところや遅いところ、得意や苦手なところが人によってちがいます。得意と苦手の差がとても大きいことを、「発達凸凹」とこの絵本では言っています。

　発達凸凹によって、家庭や学校、仕事など生活のなかでの困りごとが大きくなり、よりきめ細かな理解と支援が必要な状態を「発達障害」ととらえています。個性―凸凹―障害の間に境目はなく、ひとつづきのものです。発達障害の原因ははっきりわかっていませんが、いくつもの要因が重なっておきる「脳の特性」と考えられています。本人の努力不足や育て方の問題ではありません。特性にあわない関わりが続くと、行動や心理面に、二次的な問題があらわれることがあり（二次障害と言われます）、まわりの人の理解と支援が必要です。

　発達に凸凹のある人の中には、「感覚過敏」の特性を持ちあわせている人が多くいます。発達障害かどうか、診断の有無にかかわらず、感覚過敏があって、なんだか生活しにくい、理解されにくい、まわりの人がどのように関わったらいいかとまどいやすい・・・そんな方に読んでいただけたらと思います。

付録（別紙）
①感覚過敏を探検しよう／②感覚過敏をまわりの人に伝えるシート
ぷるすあるはが運営するサイト「子ども情報ステーション」内の「ぷるす工房」から印刷できます

参考書籍
『このイヤな感覚どうしたらいいの？』（特定非営利活動法人アスペ・エルデの会、2010）
ホームページ　http://www.as-japan.jp/j/index.html

はじめに

　感覚がとても敏感なタクのお話です。「感覚過敏」の視点をもつことで、子どもの苦手を理解し、関わりのヒントを見つけられるように、この絵本を描きました。

　タクは「なんだかつらい、気持ち悪い、イヤ」なことがたくさんあります。自分でも理由がわからず、言葉にできません。感覚過敏に気づかれないまま、おこられることが重なり、自信をなくしています。そんなタクの感覚過敏に気づいたのは、学童保育の先生でした。

　問題のように思える言動は、感覚過敏からくる苦手が原因になっていることがあります。苦手の元がわかると、タクも家族も先生などのまわりの人も、自分や誰かをせめることなく、共通の理解をもち、工夫を探すことができます。よい対処方法がすぐに見つからなくても、みんなで苦手と工夫を見つけようとすることは、安心と信頼感につながります。

　発達も、感覚も、人によってとても個人差が大きいものです。これまでの工夫やあゆみを大切にしながら、とり入れやすいことから参考にしてください。

感覚過敏について

　感覚はどこで感じますか？——見るのは「目」、聞くのは「耳」です。そして受け取った映像や音を実際に認識しているのは「脳」です。

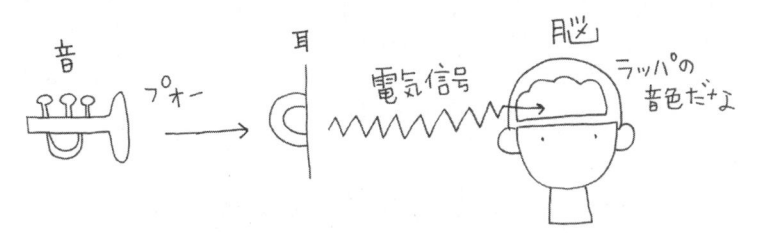

　同じ音（という感覚刺激）が耳に届いても、それをどのように感じるかは、その人の「脳の感覚刺激の受け取り方」でちがいます。

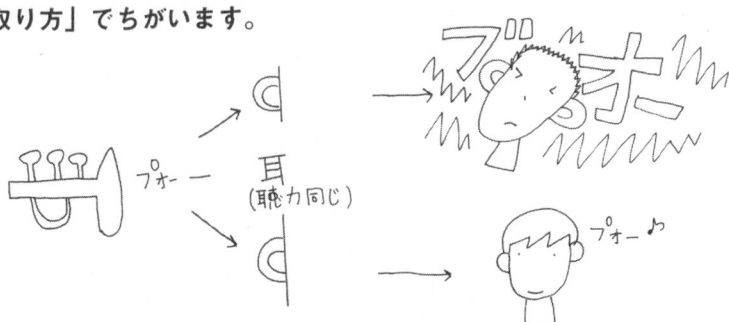

　「脳の感覚刺激の受け取り方」が、とても敏感で、生活に大きな不便があることを、この絵本では「感覚過敏」と言っています。反対に、とても鈍感で、不便があることもあります。

感覚過敏は、まわりからわかりにくく、努力やガマンがたりないと誤解されやすいです。耳がきこえにくい人に、「気合いや努力で耳を良くしなさい！」とはだれも言いません。補聴器を使うなどの工夫をします。感覚過敏で音の刺激が強すぎるのも、努力不足ではなく「脳の特性」です。耳せんをしたり、音の刺激からはなれるなどの工夫をします。

感覚過敏への対応の原則

　感覚過敏に対しては、無理強いしないことが原則です。

┌───┐
│ **原因をとりのぞく、はなれる、さける**
│ 　大きな音の近くはさける、気持ち悪くなったら退室する、タグはぬい目からとるなど
└───┘
　　↓　むずかしいときには…

┌───┐
│ **アイテムを活用する**
│ 　聴覚過敏への「耳せん」、視覚過敏への「サングラス」、嗅覚過敏への「マスク」など
└───┘

┌───┐
│ **こころの準備や理解ができるように説明する**
│ 　「大きな音が２回なります」「○○のために身体をさわります」など前もってつたえる
└───┘

　感覚過敏は、そのときの体調や気分によっても大きく左右されます。同じ感覚刺激であっても、体調が悪かったり、緊張や不安、イライラがあるときには、感覚過敏が出やすくなります。
　好きなこと集中できることに取り組んでいるときや、安心できる相手のときは、苦手な刺激があっても大丈夫なこともあります（例：好きなゲームに集中しているときは、苦手な大きな音がそれほど気ならない）。いきなりではなく、あらかじめ刺激がくること、いつ終わるかなどの見通し、その必要性がわかっていると、受けとめやすくなります。
　生活全体を安心できるように、環境をととのえることは有効です。いつでもできる工夫として、安心できる人や場所、アイテムを見つけておくこと、などがあります。

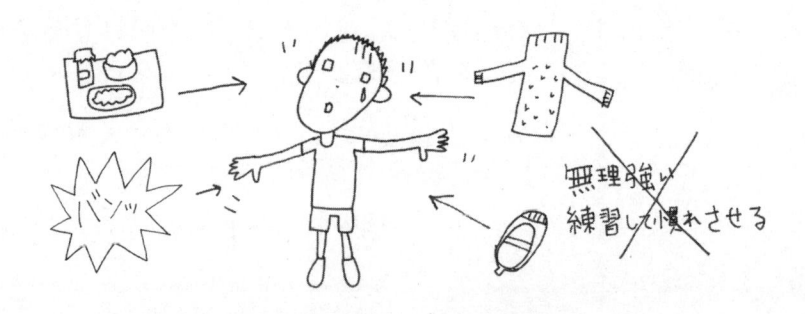

感覚過敏いろいろ1

感覚別に、感覚過敏の例をあげます。
（必ず感覚過敏が原因で起きているとは限りません。）

耳 聴覚

- □ 突然の大きな音がとても苦痛、特定の音や声の苦手がある
（例：スピーカーやマイク、金属音、サイレン、カミナリ、花火、赤ちゃんの泣き声、どなり声）
- □ そうぞうしい場所ではまったく集中できない
話の聞き取りがむずかしい（必要な声や音だけを選んで聞くことができない）
- □ 時計の秒針、換気扇などの生活音がとても気になる

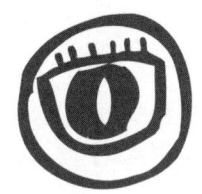

目 視覚

- □ 光をとてもまぶしがる、フラッシュをいやがる
- □ テレビやパソコンの画面から目をそらす
- □ 色の組み合わせなどでとても苦手なものがある
- □ 反射やまわっているものなどに、ずっと注目している
- □ 人ごみなど動くものがたくさん目に入るとすごく疲れる（音の刺激も重なる）

ひふ 触覚

- □ 服の着心地にこだわる、苦手で着られない服、靴下、靴、帽子などがある
- □ 手がべたべたする、手に水がつくなどを、とてもいやがる
- □ 髪のブラシ、歯みがき、つめ切りなどを「される」ことをとてもいやがる
- □ 軽くさわられただけでも大きく身体をひいてしまう、握手やハグが苦手
- □ 気に入った手ざわりのものを、いつもさわっている

工夫いろいろ1

感覚過敏のあらわれ方、その人にあう工夫は、ひとりひとりちがいます。

- ☐ 苦手な音、大きな音からはなれる、近づかない
- ☐ 授業中どうしてもつらいときには、先生に言って、他の場所で過ごす（前もって相談しておく）
- ☐ 耳せん、ヘッドホンを使う
- ☐ 好きな音楽などをかけて、苦手な音をまぎらわす
- ☐ （行事など）大きな音があるか確認しておく、説明する

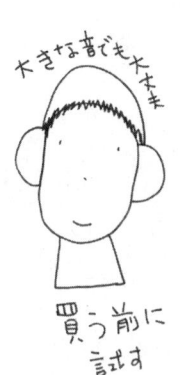

大きな音でも大丈夫
買う前に試す

- ☐ サングラスを使う
- ☐ 教室では、刺激の強い掲示物が目に入る席などはさける
- ☐ 蛍光灯は明るすぎないものにする、間接照明を活用する、パソコンの画面を暗めにする
- ☐ 人ごみに行くときには寄り道をしない、安心できる人といっしょに行く

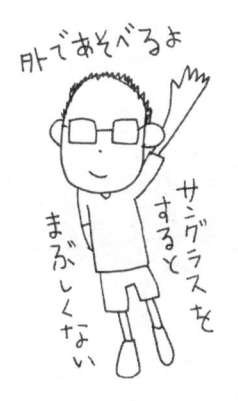

外であそべるよ
サングラスをするとまぶしくない

- ☐ 苦手な服は無理して着ない
- ☐ タグをぬい目からとる、ゴムなどしめつけるものをはずす
- ☐ 身につけるものは、着心地を確かめてから買う
- ☐ 着心地が大丈夫な服は、同じものをそろえる
- ☐ まわりの人に（家族や同級生）急にさわらないようにしてもらう

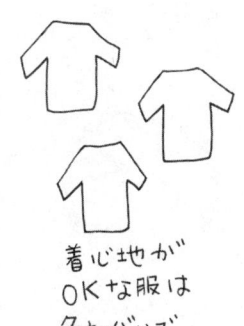

着心地がOKな服は色ちがいで買っておく

感覚過敏いろいろ2

感覚別に、感覚過敏の例をあげます。
（必ず感覚過敏が原因で起きているとは限りません。）

鼻 嗅覚

- □特定のにおいがものすごく苦手
  （例：柔軟剤、石けん、花、線香、食品、バスなどの乗り物のにおい）
- □化粧品売り場や、食品売り場、動物園など、苦手なにおいの場所にはいられない
- □他の人が気づかないような、においにも気づく
- □なんでもにおいをかいで確かめる

口 味覚

- □特定の味をすごくいやがる
- □味がちがうことに敏感で、決まったものをずっと食べる
  （例：同じ会社のレトルト食品）
- □味や食感が混じり合うことをいやがる
- □特定の食感をとてもいやがる
  （例：ネバネバ、揚げ物の衣など→食感：口の中の触覚）

そのほか 平衡感覚 温痛覚など

- □ぶらんこや遊具などをとてもこわがる（平衡感覚）
- □乗り物やエレベーターですぐ酔う（平衡感覚）
- □温度に敏感でとても暑がりや寒がり（温度覚）
- □注射など、いたみにすごく敏感（痛覚）

＊＊＊

- □温度に鈍感で季節にあわない服を着ている（温度覚）
- □ケガなどをしても痛みにすごく鈍感（痛覚）

工夫いろいろ2

感覚過敏のあらわれ方、その人にあう工夫は、ひとりひとりちがいます。

- □ 苦手なにおいの場所は、なるべく行かない
- □ 身につけるもの、家に置くものなどは、買うときに、においも確認する
- □ マスクをする
- □ 好きな香りを持って行く

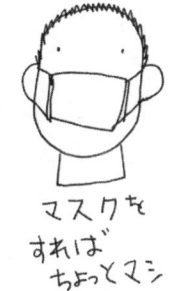

マスクをすればちょっとマシ

- □ 苦手な食べものは、無理に食べなくて OK とする
- □ 給食のかわりにお弁当にすることを相談する
- □ コンディションがよいときに、ちがう調理法を試してみる（調理法がかわると食べられることもある）
- □ 食事をする集まりなどがある時は、前もって感覚過敏について説明をしておく

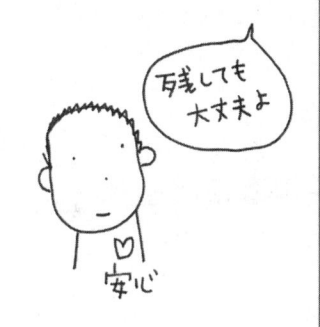

残しても大丈夫よ

安心

- □ 苦手な乗り物や遊具は、無理して乗らない
- □ 冷暖房を積極的に使う
- □ 注射の目的や手順などを、きちんと説明する

＊＊＊

- □ 強く転んだりしたときには、身体を観察してケガなどがないか確認する。

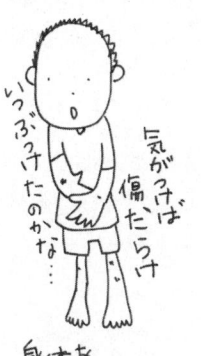

気がつけば傷だらけ　いつぶつけたのかな…

身体を毎日みる習慣をつける

シーン別
タクの苦手&工夫探検 **① 学校の授業と行事**

🔍 苦手探検　　★苦手　★★とても苦手　★★★ものすごく苦手

授業のとき

音楽の楽器の大きな音 教室のザワザワ 移動教室のザワザワ ★★	上ばき、体操帽 （しめつけられるかんじ） ★
あざやかすぎる学習資料 や掲示物（刺激がつよくて、直視できない） ★★	図工の油ねんど （手ざわり） ★★
昼間の屋外活動 （まぶしい） ★	理科室・家庭科室の におい（流し台） ★★

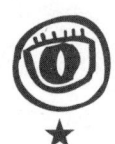

行事のとき

運動会のピストル スピーカー　マイク ザワザワ ★★★	社会科見学（ゴミや工場のにおい）、宿泊研修（ふとんのにおいや重さ）など ★★★
合唱コンクール 音楽発表会 ★★★	健康診断（診察で口の中や身体をさわられる）予防接種 ★★

＊行事について
　感覚過敏や発達凸凹をかかえた子どもにとって、いつもとちがう、そして刺激の多い「行事」はつらい体験であることも少なくありません。行事はみんなにとって「楽しいもの、大切な思い出になるはず」という先入観をもたず、ものすごく苦手な場合は休むことも選択肢に入れて、相談できたらよいと思います。

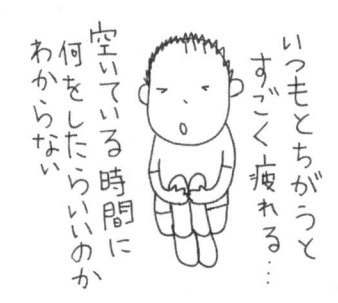

いつもとちがうってすっごく疲れる…
空いている時間に何をしたらいいのかわからない

※このページはタクの場合について書いています。苦手や工夫はひとりひとりちがいます。

🔍 工夫探検

- ☐ 大きな音をなるべく出さない、なるべく少なくして、前もってつたえる
  代用できる方法があえば考える（例：ピストルを笛や太鼓（たいこ）にするなど）
- ☐ すごく苦手な時間は別の場所で過（す）ごすようにする
- ☐ どうしてもつらくなったら、その場をはなれて OK とする
  （行く場所と、そのときの合図を決めておく）
- ☐ すごく苦手な素材（そざい）は、別のもので代用する
  （例：油ねんどではなく、紙ねんどなどにする）
- ☐ 上ばきや体操帽のゴムをはずす
- ☐ 教室の座席や、掲示物の場所を工夫する
- ☐ 耳せんやヘッドホン、サングラス、マスクを活用する
- ☐ 行事を休むことも選択肢（せんたくし）もくわえる
- ☐ （宿泊研修など）安心できる、なれ親しんだにおいのタオルを持っていく　など

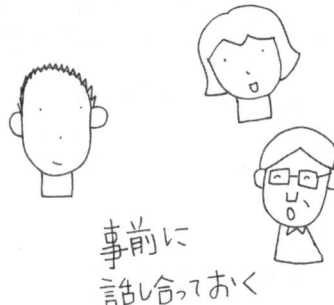

事前に話し合っておく

工夫のポイント

・誰もがもっている苦手と、無理しない方がよい「感覚過敏」とのあいだに、はっきりとした線引きはありませんが、ガマンしようにも、気持ちが悪くなる、まったく集中できない、その場にいられないといったことが続く場合は、「感覚過敏」ととらえて対応をした方がよいと思います。そのことで、いつもお互（たが）いがぶつかって、つらい思いをすることはさけたいです。まわりの生徒や、（家庭の場合）きょうだいが理解するためにも、大人がまず刺激の受け取り方のちがいを知り、本人の大変さに共感して対応する姿勢（しせい）を示します。

・特に年齢が低い場合は、まわりが気づき、環境（かんきょう）をととのえることが大切です。やがては自分の苦手を自覚したり、困（こま）ったときに自分からまわりに伝（つた）えて対処（たいしょ）できるようになることをめざします。

・掲示物や音の刺激を少なくし、落ち着いた環境をととのえる工夫は、注意が移りやすい集中の苦手な子どもにとっても有効です。

・感覚過敏と不器用さ（特に身体全体を使う協調運動（きょうちょううんどう）や、字を書くことなどが苦手）をあわせもっている子どももいます。学校生活で困難さをかかえやすいことに『板書（ばんしょ）の書き写し』があります。不器用さ、教室のザワザワ、黒板や掲示板の視覚的な刺激などが重なります。授業にとりくめるように、書き写す分量をへらす、授業内容を書いたプリントをわたす、写真にとって印刷するなどの工夫があります。

53

シーン別
タクの苦手&工夫探検 ②給食(きゅうしょく)

🔍 苦手探検　　★苦手　　★★とても苦手　　★★★ものすごく苦手

👃 ★★★	食べ物のまざったにおい 牛乳のにおい 配膳当番(はいぜんとうばん)だと特につらい	👂 ★★★	教室のザワザワ 食器(しょっき)がぶつかる音 お昼の校内放送
👅 ★★★	(口の中の感覚(かんかく)) なまぬるい、苦手な食感(しょっかん) (例：ねちょっとした食感)	👃✋ ★★	食事の前の手洗い (石けんのにおい、 ぬるぬる)

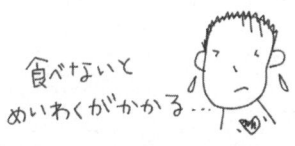

食べないとめいわくがかかる…　プレッシャーでもっと食べられない

シーン別
タクの苦手&工夫探検 ③家庭での触覚過敏(しょっかくかびん)

🔍 苦手探検

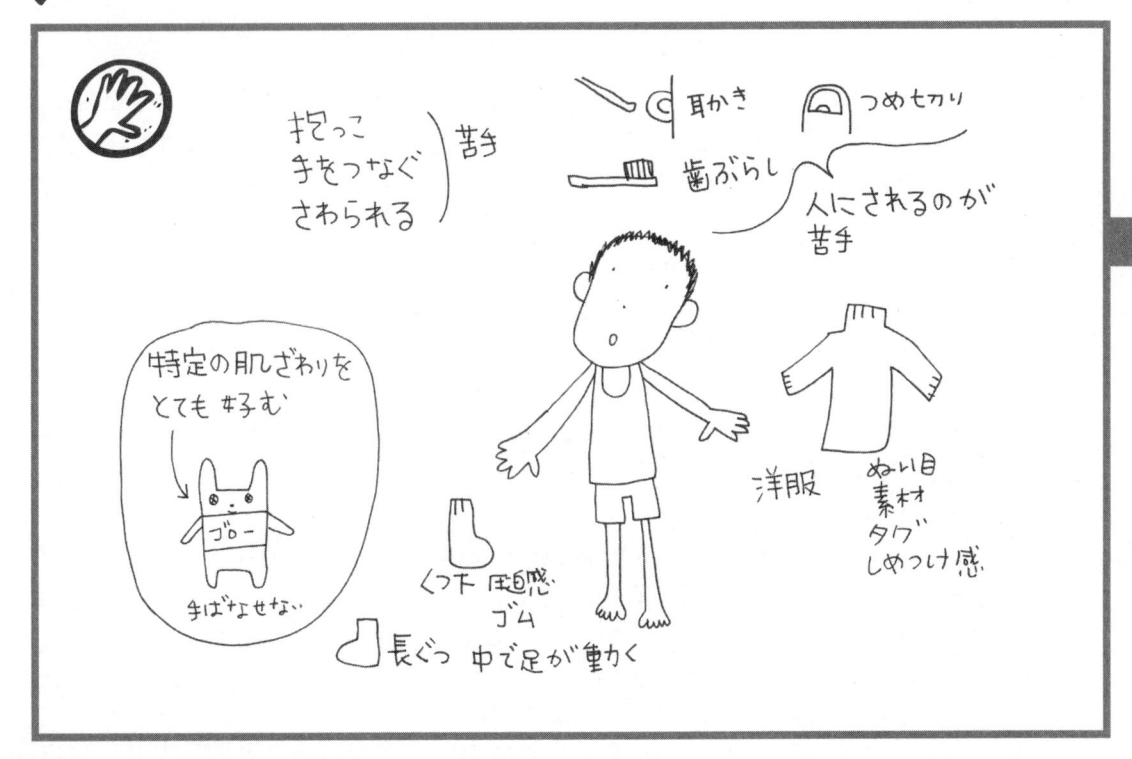

✋

抱っこ　）
手をつなぐ　｝苦
さわられる　）

耳かき　つめ切り
歯ぶらし
人にされるのが苦手

特定の肌ざわりをとても好む
→ ブロー
手ばなせない…

洋服
ぬい目
素材
タグ
しめつけ感

くつ下　圧迫感
　　　　ゴム
長ぐつ　中で足が重く

※このページはタクの場合について書いています。苦手や工夫はひとりひとりちがいます。

🔍 工夫探検

> □ 感覚過敏からくるどうしても食べられないメニューは、食べなくてOKとする
> □ お弁当にする　　□ 配膳当番ではない別の係にする
> □ 初めてのものは別の場面で試してみる（調理法がちがうと食べられることもある）
> □ あらかじめ量を少なくする。「完食」にこだわらない　　など

工夫のポイント

・感覚過敏からくる食事場面の苦手は、単に「食材や味」による苦手だけでなく、においや食感、食材の取りあわせ、見た目など、いくつかの要素からなっている場合があります。同じメニューでも、食べられる日もあれば、食べられない日もあって、まわりからもわかりにくいです。苦手のもとを見つけられたら素敵ですが、あまりこだわりすぎず、食事の時間がつらい時間にならない、最低限の栄養補給をしていたらよい、くらいを目標にできたらよいと思います。

※このページはタクの場合について書いています。苦手や工夫はひとりひとりちがいます。

🔍 工夫探検

> □ いやがる服を無理に着せない　　□ タグなどぬい目から外す
> □ 試着して確かめてから買う（においも確認）
> □ 着心地のよい服を何枚かそろえる（同じ服でOKとする）
> □ 見えないところは着方を工夫する（ぬい目が当たらないように裏返しで着る、ゴムのところを折るなど、その子なりの工夫を見つける）
> □ 身体にさわるときには、その前にひとこと声をかける
> □ 安心できるさわり心地の小さな生地などを持ち歩く　　　　　など

工夫のポイント

・洋服や身だしなみ、スキンシップ、食事などが家庭で起きやすい感覚過敏のエピソードです。毎日の生活のことですから、本人だけでなく家族にとっても、かかわりに困ったり、ストレスがたまることも少なくありません。ご家族自身のねぎらいと、家庭のなかだけでうまくいかないときには、地域の相談機関などを利用してみることもひとつの方法です。
・学校では、スクールカウンセラーや特別支援教育コーディネーターなどにも相談できます。

プルスアルハ pulusualuha＋

精神科の看護師と医師を中心に、心理教育ツールの作成と普及を行うプロジェクトチーム。著書に「家族のこころの病気を子どもに伝える絵本」①〜④、「子どもの気持ちを知る絵本」①〜③（ゆまに書房）。2015年6月にはNPO法人ぷるすあるはを設立。精神障がいを抱えた親とその子どものための情報＆応援サイト「子ども情報ステーション　kidsinfost.net」を運営するほか、さまざまな情報発信を行っている。立場や職種をこえて子どもの力を信じ応援する仲間〜キッズパワーサポーターを募集中。2022年第2回やなせたかし文化賞・大賞を受賞。

子ども情報ステーション
kidsinfost.net

細尾ちあき（ほそお・ちあき）
看護師　KIDsPOWER Supporter
1974年兵庫県生まれ
精神科病院、精神科診療所を経て、
2008年7月-2012年3月、
さいたま市こころの健康センターに勤務．
2012年4月-プルスアルハ

北野陽子（きたの・ようこ）
医師　精神保健指定医　KIDsPOWER Supporter
1976年長崎県生まれ
総合病院、小児病院、精神科病院を経て、
2009年4月-2012年3月、
さいたま市こころの健康センターに勤務．
2012年4月-プルスアルハ

参考書籍
岩永竜一郎『自閉症スペクトラムの子どもの感覚・運動の問題への対処法』（東京書籍、2015）
岩永竜一郎・ニキリンコ・藤家寛子『続々自閉っ子、こういう風にできてます！─自立のための環境づくり』（花風社、2009）
月森久江・編『教室でてきる特別支援教育のアイデア172　小学校編』（図書文化社、2005）

本文協力・監修＝朝倉 新（あさくら・あらた）
精神保健指定医。日本精神神経医学会専門医。1993年、佐賀医科大学（現佐賀大学医学部）卒業。1995年、東海大学精神科学教室入室。1996年、愛光病院勤務。2004年、埼玉県立精神医療センター勤務。2008年より、新泉こころのクリニック（神奈川県茅ヶ崎市）で、小児思春期を中心にした精神科医療を行なっている。

子どもの気持ちを知る絵本③
発達凸凹なボクの世界
─感覚過敏を探検する─

2015年9月25日　第1版第1刷発行
2023年11月25日　第1版第8刷発行

著者　　プルスアルハ
装丁　　大村麻紀子
発行者　鈴木一行
発行所　株式会社ゆまに書房
　　　　〒101-0047　東京都千代田区内神田2-7-6
　　　　tel. 03-5296-0491／fax. 03-5296-0493／http://www.yumani.co.jp

印刷・製本　株式会社シナノ

© pulusualuha　2015　Printed in Japan
ISBN978-4-8433-4603-7　C0311

落丁・乱丁本はお取り替えいたします。
定価はカバー・帯に表記してあります。
本書のコピー、スキャン、デジタル化などの無断複製を禁じます。

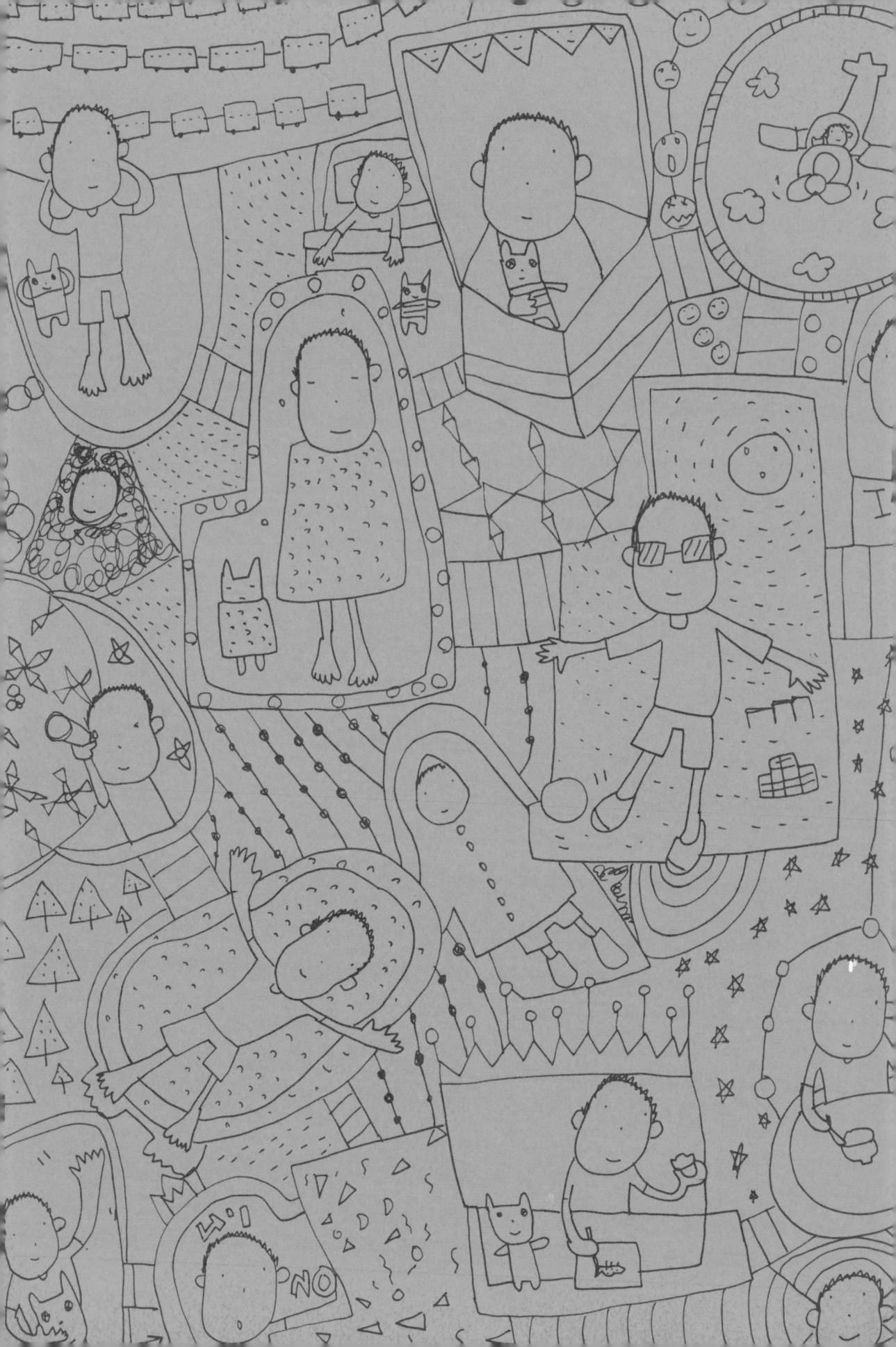